DHが意外と知らない知識をまとめてみた

7人のエキスパートが疑問に答える

［編著］
井上 和

［著］
槻木恵一
塚崎雅之
黒江敏史
西山 暁
伊藤創平
常盤 肇
松丸悠一

クインテッセンス出版株式会社　2025

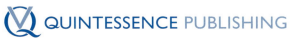

Berlin | Chicago | Tokyo
Barcelona | London | Milan | Paris | Prague | Seoul | Warsaw
Beijing | Istanbul | Sao Paulo | Sydney | Zagreb

クインテッセンス出版の書籍・雑誌は、
弊社Webサイトにてご購入いただけます。

PC・スマートフォンからのアクセスは…

歯学書　検索

弊社Webサイトはこちら

はじめに

　私は40年ほど臨床を続けながら、教育、講演、執筆の仕事をしています。長い経験はありますが、卒後何年間も、唾液はただの水だと思っていました。しかし、その成分には、噛んで、味わって、飲み込むために必要な物質から、体を守る免疫抗体などが含まれていると知りました。本文にもありますが、お煎餅がおいしく食べられるのは唾液のおかげだと気づいた時は衝撃でした。また、以前の私は、歯周病はバイキンが歯を抜いてしまう病気だと思っていました。歯が抜けるのは骨がなくなるからで、骨をなくすのは自分の細胞だと知った時、まさに椅子から落ちそうになりました。「歯に力をかけて、くさび状欠損を作るのって実験的に再現されたことないんですよ」と聞いた時は、「はーーーーーー!?」ってなりました。顎関節症って、なんだかよくわからない、不治の病のようなイメージでした。「そんなことないですよ」と教えてもらってホッとしました。それ以来、患者さんにも大丈夫とお伝えしています。

　長く歯科衛生士をやっていても、知らないことはたくさんあります。「そういうこと、ちゃんとみんなに教えてあげなくちゃ」と思って作ったのが本書です。まず、歯科衛生士が意外と知らない7つのトピックスをピックアップしました。こんなコアなことをまとめて解説してくれる書籍はなかなかないでしょう。それぞれのCHAPTERには、まずPART1として「おさらい」があります。できるだけわかりやすく、しかし最新情報を入れてそれなりに詳しく解説しました。PART2ではその道のエキスパートの先生がたに質問を投げかけ、ものすごくきっちり解説していただきました。引用文献のセレクトもエキスパートならではのチョイス。英語ができなくても、検索し、翻訳サイトに貼り付けて読んでみてください。私も先生がたのアドバイスにより、患者さんへの指導が変わりました。これ以上にない先生がたですから、自信をもって指導をすることができるようになりました。ネット検索などによる知識ではなく、本物の知識です。もう迷う必要はありません。

　気になるところから読み始めてよいのですが、ぜひとも全部のCHAPTERを読んでみてください。以前の私のように「えーそーなの!」なんてことがいくつもあると思います。楽しんで。

歯科衛生士

井上 和

CONTENTS

はじめに 03

PART1
歯科衛生士がおさえておきたい
7つの専門知識

CHAPTER 1　唾液について、おさらい　井上 和、槻木恵一	10
1 唾液って、何をしているの？	10
2 唾液が減ったら、どうなるの？	13
3 唾液はどうやって増やせばいいの？	14
4 唾液のこれから	17

CHAPTER 2　骨について、おさらい　井上 和、塚崎雅之	18
1 骨の構造	18
2 骨の役割	20
3 骨が入れ替わる仕組み	21
4 骨を失わない方法	24

CHAPTER 3　くさび状欠損について、おさらい　井上 和、黒江敏史	26
1 用語を整理　―くさび状欠損から、NCCLと呼ばれるように―	26
2 NCCLの原因	28
3 アブフラクションによるNCCL？	30
4 摩耗によるNCCL	32
5 酸蝕によるNCCL	33
6 NCCLへの対応	34

CHAPTER 4　顎関節症について、おさらい　井上 和、西山 暁　36

1　顎関節の仕組み　36
2　顎関節症とは　38
3　顎関節症の病態分類　39
4　顎関節症の割合　42
5　顎関節症の原因　43
6　TCH（Tooth Contacting Habit）との関係　44
7　顎関節症の治療　45
8　顎関節症の予防　48

CHAPTER 5　歯内療法、エンドペリオについて、おさらい　井上 和、伊藤創平　49

1　歯内療法とは　49
2　歯内療法の3つの治療　50
3　歯内療法の新常識　53
4　歯内療法の変わらないもの　54
5　歯科衛生士がかかわるエンドペリオ病変　57

CHAPTER 6　アライナー矯正について、おさらい　井上 和、常盤 肇　61

1　アライナー矯正とは　61
2　アライナー矯正の治療の流れ　61
3　ワイヤー矯正との違い　63
4　アライナー矯正とどう向き合うべきか　65

CHAPTER 7　全部床義歯について、おさらい　井上 和、松丸悠一　69

1　全部床義歯とは　69
2　全部床義歯を取り巻く状況　70
3　全部床義歯の臨床　72
4　義歯清掃　73

PART2
歯科衛生士はこれが聞きたい！
7つのクリニカルクエスチョン

CHAPTER **1** 唾液に関するQ&A 　槻木恵一、井上 和	80

Q1 唾液腺マッサージの効果について詳しく教えてください。効果的な方法や回数なども知りたいです。 ... 80

Q2 アミラーゼなどの分解酵素について、詳しく教えてください。 ... 81

Q3 ドライマウスの患者さんへの対応を教えてください。 ... 82

Q4 唾液は摂取する水分量に依存すると聞きましたが、お茶や炭酸飲料でも効果は
同じでしょうか？ 1日に必要な水分量は、年齢や性別によっても異なりますか？ ... 83

Q5 舌下から吸収される薬がありますが、吸収されるもの、されないものがあるのは、何の違いでしょうか？ ... 84

CHAPTER **2** 骨に関するQ&A 　塚崎雅之、井上 和	85

Q1 骨隆起の起こるメカニズムについて教えてください。骨隆起が起こる人と起こらない人がいるのは
なぜですか？ 唇側にできる人、舌側にできる人がいますが、力のかかり方の違いですか？ ... 85

Q2 プラークコントロールは良いのに、歯周炎が止まらない患者さんがいます。なぜですか？ ... 86

Q3 骨粗鬆症は歯槽骨にも影響するのでしょうか？ 骨粗鬆症と歯周病との関連はありますか？
注意点があれば、教えてください。 ... 88

Q4 骨に関する新しいトピックスを教えてください。 ... 89

CHAPTER **3** くさび状欠損に関するQ&A 　黒江敏史、井上 和	90

Q1 NCCLの有無や大きさと知覚過敏症状の大きさが比例しないことを経験しますが、なぜですか？
また、知覚過敏症状が改善されない場合の対応を教えてください。 ... 90

Q2 どのような状態になったら、歯科医師に修復を依頼したらよいでしょうか？ 何か基準はありますか？ ... 91

Q3 アブフラクションは学術的に否定されたとのことですが、
咬合（力）はNCCLにまったく関係がないのでしょうか？ ... 93

Q4 歯磨剤で歯が削れるって、歯磨剤が粗かった昔の話ですよね？
現代の歯磨剤では同じことは起きないですよね？ ... 95

CHAPTER **4** 顎関節症に関するQ&A 　西山 暁、井上 和	96

Q1 顎関節症の患者さんにおいて、エックス線写真で見るべきところを教えてください。 ... 96

Q2 マウスピースはどのようなものが有効ですか？
上顎に入れるのと下顎に入れるのでは、どちらが良いのでしょうか？ ... 97

Q3 なぜ関節円板は外れてしまうのですか？ 必要だからあるのに、なぜ定位置にいなくなるのでしょうか？ ... 98

Q4 痛みがある患者さんにも、開口訓練が必要なのでしょうか？ ... 99

Q5 思春期の患者さんに対する注意事項と治療法を教えてください。 ... 100

CHAPTER 5　歯内療法、エンドペリオに関するQ&A　伊藤創平、井上 和　101

Q1 エンド由来なのか、ペリオ由来なのか、その見極め方のヒントを教えてください。　101

Q2 エンドペリオの症例が見たいです。　103

Q3 エックス線写真で明らかに根尖病変が確認できる場合、
「これは補綴装置を外して根管治療」「これは経過観察」などの判断の目安が知りたいです。　105

Q4 ラバーダム防湿をしないと、歯内療法の成功率はどのくらい下がるのでしょうか?　107

Q5 根尖性歯周炎に対する力の影響はありますか?　108

CHAPTER 6　アライナー矯正に関するQ&A　常盤 肇、井上 和　109

Q1 アライナー矯正では短期間で歯が動くように思うのですが、歯根が短くなることはないですか?　109

Q2 ワイヤー矯正とアライナー矯正のメカニズムの違いは何ですか? どちらが優位なんですか?　110

Q3 アライナー矯正の禁忌は何ですか? こういう症例はダメというのはありますか?　112

Q4 アライナー矯正のメーカーによる違いは何ですか?　113

Q5 アライナーの作製方法について教えてください。　114

CHAPTER 7　全部床義歯に関するQ&A　松丸悠一、井上 和　115

Q1 全部床義歯を入れ続けていると骨吸収が起きますが、それはなぜですか?
起きない人がいるなら、違いは何ですか?　115

Q2 義歯患者の粘膜病変で、歯科衛生士が診ておくべきものはどのようなものでしょうか?　116

Q3 一昔前は義歯安定剤に否定的な人が多かったかと思いますが、
現在では物によっては使用してもよいと聞きました。そのエビデンスを教えてください。　117

Q4 吸着義歯はとても外れにくいですが、なぜですか?
どうすると外れにくい義歯ができるのですか?　118

Q5 ティッシュコンディショナーの場合、義歯洗浄剤を使ってもよいのでしょうか?
その場合、どのようなタイプがよいですか? 歯ブラシや義歯用超音波洗浄器は使用可能ですか?　119

おわりに　121

著者略歴　122

索引　124

引用文献　126

DH's POINT
- 食生活のインタビューをしよう　16
- 骨のように再生しないからこそ、歯を守る必要がある　19
- OHIや食事指導で、歯の喪失を止める　31
- TCHへの対応　44
- エンドペリオ病変が疑われる場合はすぐにSRPを行わない　59
- 義歯の酸化がみられたら、原因を確認する　74
- 義歯のセルフケアのポイント　76

PART 1

歯科衛生士が おさえておきたい 7つの専門知識

各専門分野について、歯科衛生士が理解しておくべき部分に絞って、
コンパクトにまとめました。ここで紹介されている内容は最低限おさえておきましょう。

P.10 CHAPTER1 **唾液**について、おさらい
井上 和、槻木恵一

P.18 CHAPTER2 **骨**について、おさらい
井上 和、塚崎雅之

P.26 CHAPTER3 **くさび状欠損**について、おさらい
井上 和、黒江敏史

P.36 CHAPTER4 **顎関節症**について、おさらい
井上 和、西山 暁

P.49 CHAPTER5 **歯内療法、エンドペリオ**について、おさらい
井上 和、伊藤創平

P.61 CHAPTER6 **アライナー矯正**について、おさらい
井上 和、常盤 肇

P.69 CHAPTER7 **全部床義歯**について、おさらい
井上 和、松丸悠一

CHAPTER 1

唾液について、おさらい

唾液は「ツバ」と呼ばれ、うとまれてきました。誰かのツバを触るのは嫌ですよね。日常的に口腔内に触れている私たちでも、グローブなしにツバを触るのはムリ。患者さんはよく口腔内に指を入れて「この辺りがしみるんです」なんてやりますが、ヒヤッとします。体から分泌される汗や涙は平気なのに、なぜツバはダメなんでしょう。そんな"汚いもの"扱いされている唾液ですが、実はものすごい能力を持っているんです。もうツバとは呼ばせない、知らなかった唾液力！まずはおさらいです。

井上 和
ぶっちゃけK's seminar主宰
歯科衛生士

槻木恵一
神奈川歯科大学
病理組織形態学講座
環境病理学分野
分子口腔組織発生学分野
主任教授・歯科医師

1 唾液って、何をしているの？

　唾液はただの水ではありません。99％は水ですが、残りの1％に機能性の高いさまざまな物質が100種類以上も含まれているんです。元々は血液。その成分のひとつである赤血球などを濾して透明な唾液が作られます。そこは涙と同じです。

　唾液にはさまざまなはたらきがありますが、おさらいということで、これだけはおさえておきたいものに絞ってご紹介します。

食べ物を嚥下・消化しやすくする

　お煎餅が食べられるのは、唾液のおかげです。お煎餅を割って手に刺したら、かなり痛いですよね。お煎餅を手で粉々にするのは難しい。傷もつきます。でも、口に入れてバリバリ噛んで口腔内が傷だらけになることもなく食べられるのは、唾液が口腔内を湿らせ、糖タンパクである**ムチン**を含む粘液が粘膜を守ってくれているからです。唾液のおかげで、お煎餅は粘膜を傷つけることもなくまとまり、上下の歯と歯の間に届けられます。唾液がなければ、粉のままでむせてしまいますし、うまく飲み込むことができません。唾液の水分によってまとめられ、塊になるから、うまく飲み込むことができるのです。

　唾液には、でんぷんを分解する酵素、**アミラーゼ**があります。以前はジアスターゼと呼ばれていました。他にも、タンパク質分解酵素である**プロテアーゼ**、脂肪の分解酵素**リパーゼ**が含まれています。お煎餅はでんぷん分解酵素アミラーゼにより、口腔内でも分解されます。胃に届けられたお煎餅は、胃酸によってさらに分解されるのです。口腔内に唾液があるからこそ、消化器で速やかに消化されます。

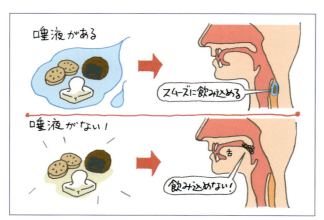

唾液が食べ物をコーティングすることで、スムーズに飲み込めます。

食べ物の味が感じられる

醤油味や塩味のお煎餅、おいしいですよね。味を感じるのも唾液のおかげです。お煎餅をそのまま舌の上に載せただけでは、味は感じられません。お煎餅が粉々になり、その中に含まれている味物質が唾液に溶け、唾液が舌の表面にある**味蕾**に味物質を届け、味蕾が味を感じるのです。お煎餅がおいしく食べられるのは、唾液のおかげなのです。毎日の食事がおいしく食べられるのは、唾液のおかげです。

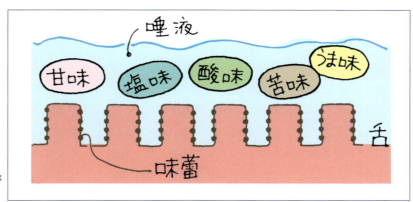

味成分が唾液に溶けて味蕾に運ばれることで、味が感じられます。

異物から体を守る

空気中には、多くの細菌やウイルスがいます。口を開けていれば、それらは口腔内に入り込みます。しゃべっていても、笑っていても入ります。

唾液には体を守る、さまざまな物質が含まれています。たとえば、免疫抗体である**IgA（アイジーエー）**や**ラクトフェリン**です。IgAはウイルスなどに付着して、ウイルスが体内に入り込むのを阻止しています。また、糖タンパクであるラクトフェリンは強い抗菌活性をもっています。ヒトにとっても細菌にとっても、鉄は必要なミネラルのひとつです。ヒトの場合、70％が赤血球のヘモグロビンや筋肉中のミオグロビンに存在します[1]。ラクトフェリンは細菌に必要な鉄を奪うことで細菌の増殖を抑制しています。また、酵素である**リゾチーム**は、細菌の細胞壁を分解し、活動を停止させます。

他にも**ヒスタチン、ラクトペルオキシダーゼ**など、たくさんの抗細菌作用、抗ウイルス作用をもつ物質が唾液には含まれていて、口から外敵が体内に侵入するのを防いでくれているのです。まるで優秀な門番たちのようです。口は身体の入口なので、唾液にある免疫抗体などが身体を守っているわけです。

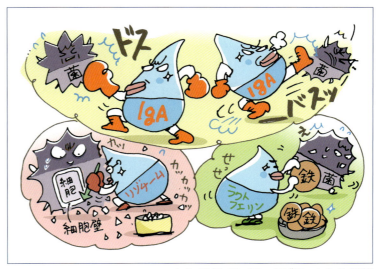

IgA、ラクトフェリン、リゾチームなど、唾液はさまざまな防衛部隊を用意しています。

う蝕から歯を守る

　唾液はう蝕予防もしてくれています。う蝕の原因は糖です。糖はいろいろな食べ物に含まれています。砂糖はもちろん、果物の果糖、ご飯や芋類のでんぷんによってもう蝕になります。

　しかし、唾液には**カルシウムやリン**が豊富で、歯が溶けるのを防いでくれます。う蝕は歯の構成成分であるカルシウムなどが溶け出すことでう窩になっていきます。しかし、唾液中にはカルシウムが豊富に含まれているので、溶け出そうとするカルシウムは、外側に豊富にあるカルシウムによって阻まれます。たとえば、電車から降りようとするときに、駅のホームに人がたくさんいるので降りられない、そんな感じです。唾液のおかげで、歯はなかなか溶けないのです。糖を食べると、プラーク中の細菌により酸ができ**脱灰**しますが、唾液中にカルシウムやリンが豊富に存在するので、それほど溶けないということです。

　また、**再石灰化**も促進します。しかし、どんどん歯が大きくなることはありません。それは、石灰化を抑制する**プロリンリッチタンパク**などがあるからです。脱灰を抑制し、再石灰化をさせるけれど、再石灰化を進めすぎないよう、石灰化を抑制する物質もバランスよく含まれているということです。唾液、スゴイ！

　さらに、酸性になったプラークの酸性状態を中性に戻すはたらき（緩衝能）もあります。酸性であるということは、水素イオン（H^+）が増えているということです。唾液に含まれる重炭酸塩（HCO_3^-）は、その水素イオンと結合してしまうので、水素イオンが消滅し、酸性状態を解消します。重炭酸塩は、食べ物を見て「おいしそう」とか「酸っぱそう」「甘そう」という視覚刺激や、味わって「おいしい」「酸っぱい」「甘い」という味覚刺激により分泌される**刺激唾液**に多く含まれています。常時分泌されている**安静時唾液**にも含まれていますが、多くはありません。普段はそれほど必要ではない重炭酸塩が、おいしそうな食べ物を見たとき、味わったときに多く分泌されるのです。すばらしいシステムですね。

　う蝕から歯を守る**フッ化物**も唾液があることで効果を発揮します。フッ化物は唾液があるので粘膜に残ります。脱灰されたとき、口腔内にフッ化物があれば、またすぐに結晶になります。脱灰する時間が短くなるということです。

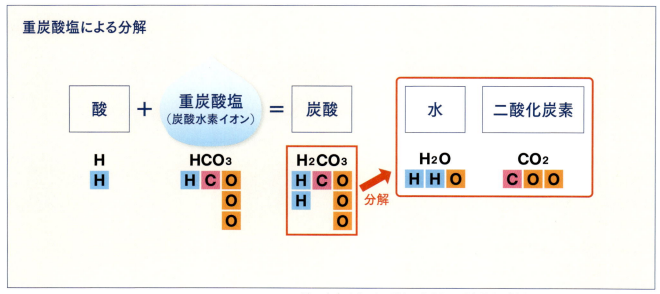

重炭酸塩による分解

酸の水素イオンと、唾液に含まれる重炭酸塩が結合することで炭酸になります。これが水と二酸化炭素になって酸性状態が解消されます。

2 唾液が減ったら、どうなるの？

う蝕のリスクが上がり、QOLは下がる

唾液量の減少は、う蝕にとっては極度のリスクと言えます。服用薬の副反応などで唾液量が減少する、噛めなくなって唾液量が減少すると、う蝕のリスクは爆上がりします。他にも、食べにくくなる、しゃべりにくくなる、そして免疫力も低下します。唾液は成分もそうですが、水分としても、口腔内を洗い流してくれています。口腔内に食物残渣が多く見られるのなら、唾液が減っている可能性が高いです。

唾液は量が多いほどさまざまな効果を発揮するのですが、どのくらいの量が必要なのかははっきりとされていません。ただ、量が減少すると、水としての効果も、成分の効果も減少します。唾液が減少すると、口腔内が乾きます。舌も唾液減少を知るために見やすい部位です。舌がひび割れたようになっていたら、口腔乾燥の可能性があります。

唾液が減る原因①：全身疾患や服薬

唾液量が減るのは、水分の摂取が少ない場合もそうですが、**シェーグレン症候群**のような病気、更年期の影響、ストレス、頸部の放射線治療、糖尿病などでも起こります。また、口渇の副反応がある服用薬剤は、抗うつ薬、抗アレルギー薬、抗不整脈薬、降圧剤など

700種類以上もある[2]とされています。複数の医院から同じような投薬をされていることもあるので、受診している医院には、必ずお薬手帳を提示することを患者さんに提案するようにします。

唾液が減る原因②：アルコールやカフェインの含まれる飲料摂取

アルコール飲料の摂取、カフェインの含まれる飲料摂取も唾液の分泌量減少の原因になります。その指導も行います。タクシー運転手や宅配便のドライバーは、眠気覚ましのために缶コーヒーを常用していることがあります。受験勉強中の学生がエナジードリンクを常用することも増えました。エナジードリンクの多用は、中毒死した例もあります。カフェインの過剰摂取は中枢神経系を過剰に刺激し、その結果、めまい、心拍数

の増加、興奮、不安、震え、不眠が起こります。また、消化器官の刺激によって下痢、吐き気、嘔吐が起こることもあります。そして、長期摂取により高血圧のリスクが高くなる可能性もあります[3]。摂取には注意が必要と伝えます。唾液の減少が認められ、カフェインの過剰摂取が疑われた場合は、そのような症状がないか聞き取りをして、関連性について説明するのも、摂取を減らすために効果的です。

唾液が減る原因③：喫煙

喫煙も唾液量を減少させます。喫煙はさまざまな病気の進行を助長することがわかっています[4]。全身のがんのリスクを高めますし、歯周病に対してもリスクを上げる原因の1つです。しかし、ニコチンは中毒なので簡単にやめるのは困難です。もし患者さんに止める気があるのなら、禁煙外来を薦めてもいいでしょう。患者さんによっては「こんなに簡単に止められるなら、もっと早く行けばよかった」とおっしゃる人もいます。ニコチンパッチなどで中毒状態が緩和でき、

吸いたい気持ちが治るようです。そんなコメントも入れて、禁煙外来への受診を促すのもよいでしょう。

このほか、不適補綴装置や歯周病により噛めなくなると唾液の分泌量は減少します。義歯が合わないので、食事のときも義歯は外したままという人もいます。治療をしてしっかり噛めるようにします。そして、正しいプラークコントロールによって歯周病の再発を防止し、唾液量の維持を行います。

③ 唾液はどうやって増やせばいいの？

唾液を増やす方法①：水分補給

唾液を増やすためには、まずは水分補給です。唾液はほとんどが水分なので、水分補給が少ないと唾液量も減ります。特に高齢者では唾液量が減少している人が多いです。「トイレが近い」という理由で水分補給を避ける高齢者もおられます。お茶は飲むけど、水は飲まない人も多い。急須で入れるお茶を1L飲む人は

多くないですし、どのくらい水分を飲んだか忘れる人も多いので、健康な人なら500mLのボトルを毎朝2本用意しておき、1日で飲み切るように指導しています。高齢者ではなくても、透明なペットボトルで用意しておくのは、わかりやすいので効果的です。「今日はまだ水分摂取が少ないな」と目に見えてわかります。

唾液を増やす方法②：唾液腺マッサージ

頬や舌下にある**耳下腺、顎下腺、舌下腺の大唾液腺**は押すだけでも唾液が出る人もいます。マッサージもよいでしょう。耳の少し下、顎の下を指で軽く押します。

口を動かすのも唾液の分泌に効果があるので、あいうべ体操もいいです。おしゃべりや歌を歌うことでも分泌は促進されるので、お友達とのコミュニケーションも大切です。

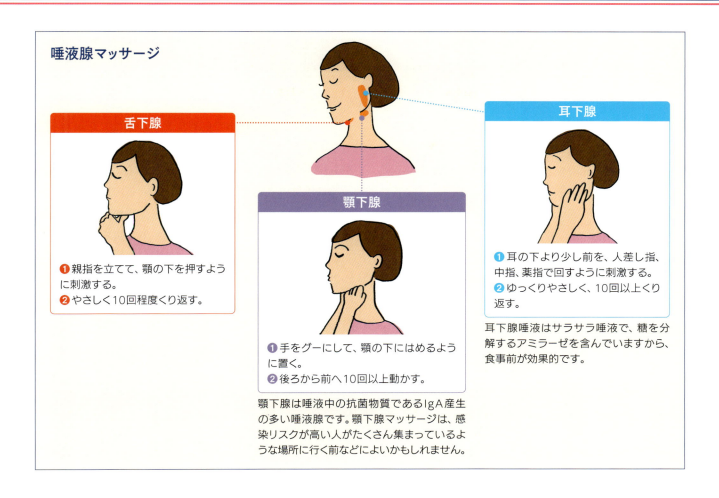

唾液を増やす方法③：口呼吸に気をつける

　口呼吸の習慣によっても唾液は減少します。「お口ポカン」の子どもたちが増えています。鼻炎がなければ、保護者に「口が開いていたら閉じるよう声かけをしましょう」と伝えます。口が開いている子どもは、しょっちゅう開いています。そのたびに叱っていると、子どもも保護者もストレスになってしまいます。「ほら、また開いてるじゃない、閉じなさいっていつも言ってるでしょ！」と怒るのではなく、指でOKサインを示してから人差し指と親指を離し、開いていることを伝え、その後人差し指と親指をくっつけることで、閉じることを伝えます。

　マスクをしていると苦しいので、口呼吸になってしまうことがあります。必要がなければマスクを外し、できるだけ鼻呼吸を心がけるよう指導します。人は鼻で呼吸をするようにできています。成長期にしっかり鼻で呼吸をしていないと、その周囲の成長にも悪影響を及ぼす可能性もあるので、鼻呼吸が重要であるとお話をします。

　睡眠時は唾液量が減少します。朝、口臭がするという人は、唾液量減少の影響かもしれません。唾液が出れば、口臭は解消されることも多いです。その時だけは洗口剤を使い、口腔内を一掃するのも口臭をなくす方法の一つです。緊張でも唾液量は減少します。スポーツをする人は、口呼吸になりがちですし、緊張をするので、唾液量が減少し、口臭が出ることがあります。口臭を気にする人には、唾液の減少についても説明するとよいでしょう。

唾液を増やす方法④：唾液量を増やす成分を含むものを食べる

食べ物に含まれる**ケルセチン、イソフラボン、リコピン、ビタミンC**も唾液量を増やします。ケルセチンは玉ねぎ、長ネギ、サニーレタスやアスパラガスなどに含まれています。イソフラボンは大豆に含まれるので、煮豆、納豆、豆腐、味噌や醤油にあります。リコピンはトマト、パプリカ、スイカや柿など赤い食品に多いです。ビタミンCは柑橘類、キウイ、ブロッコリーやカリフラワー、青汁などにも多く含まれています。これらを摂取してすぐに唾液が出るようになるわけではないですが、習慣的に摂取すると唾液が増えるという研究[5, 6]があります。高齢の方でも効果があります。

納豆や豆腐にネギを載せて醤油をたらすというような食べ方は、健康的でもあります。そこに野菜たっぷりの味噌汁。大きめに切った野菜や油揚げは噛む回数も増やします。そう考えると、和食は健康的ですね。味噌汁は、味噌と出汁の素をお湯でとくだけでもできます。今は乾燥した味噌汁の具も売られています。わかめ、長ネギ、豆腐など、乾燥されているので持ち運びもできますから、お弁当にもう一品加えることができます。わかめも噛みごたえがあるので、唾液量増加におすすめです。簡単なので毎日でも続けられるのがいいです。

唾液を増やす方法⑤：食材にひとくふう

しっかりと噛んで食べることも唾液の分泌に良いので、煮物などは野菜を小さく切らず、あまり柔らかく煮込まないようにします。こんにゃくやさつま揚げなど噛みごたえのある物を入れるのもよいでしょう。サラダにはナッツをトッピング。ヨーグルトやシリアル食品にドライフルーツを入れるのもおすすめです。硬いものである必要はありません。フランスパンのように、しっかり噛まないと食べられない食べ物を提案しましょう。

DH's POINT 食生活のインタビューをしよう

唾液がネバネバしている人は、糖分摂取が多い可能性があります。食習慣のインタビューをするとよいでしょう。「甘いものは食べない」と言う人でも、スポーツをしていればスポーツドリンクを飲んでいたり、エナジードリンクを毎日飲んでいたりすることがあります。ビタミンCが入っている飲み物を、サプリ感覚で飲んでいる人もいます。「甘い飲み物＝ジュース」という括りではなく、健康のための飲み物という分類なので、「甘いもの」に入れていないこともあります。のど飴もそうですね。風邪予防のためにのど飴を舐め続ける患者さんもいました。喉を潤しておくためということです。もし喉がカサカサするのが気になるのなら、粉末状の喉の薬に変更することを提案しています。砂糖が含まれていないからです。「甘いお菓子は食べません」と言う人でも、日常的にグミを食べ続けている人が増えています。その質問も欠かせません。高齢者に多いのは「あんこをよく食べる」と言う人です。あんこはかなりの量の砂糖でできています。「和食は体に良い」と思い込んでいる人、あんこは豆料理なので、むしろ健康的であると思い込んでいる人もいます。そこも注意です。インタビューをしていると、高齢者にあんこの愛好者が多いことに驚きます。かなりの砂糖の量であること、当然ながらう蝕の原因になることを伝え、回数を減らすこと、ダラダラ食べないこと、できればデザートの形で、食後すぐに食べることを提案してみましょう。

4 唾液のこれから

腸内細菌と深いかかわりがある

近年、「腸活」という言葉も流行っています。腸内細菌を整える飲料が爆売れしていますが、口と腸はつながっています。口腔内細菌は胃酸で死ぬこともありますが、腸まで届く細菌もいます。たとえば、歯周病が進行すると、そこに反応する免疫細胞が増加します。腸内細菌が整っていると、歯周病の細菌は腸に定着することができませんが、腸内細菌のバランスが崩れていたり、歯周病の細菌が増えすぎたりすると、腸にたどり着いた口腔内細菌の一部が腸に定着することがあります[7]。口腔内細菌と戦っていた免疫細胞も腸にたどり着き、腸に定着した口腔内細菌と戦いが始まるので、腸に炎症が起きます。腸活は口腔内細菌が整っているからこそとも言えます。また、腸内細菌が整っていると、唾液腺が刺激され、唾液量が増加します。相互につながり合っているのです。

全身状態について、なんでもわかる!?

唾液で行う検査の研究も進んでいます。唾液はもともと血液であり、さまざまな体の成分が含まれているので、健康状態などに関する情報も唾液の中にはあるはずです。しかし、口腔内には多くの常在菌がいます。その分泌物もあり、食物残渣の影響もあるので、以前は血液ほど正しく身体の検査ができませんでしたが、近年、それらの不要情報を排除することができるようになってきました。唾液検査は採血などの痛みがありません。自分で検査をすることも可能です。今後は、自分でもできる唾液検査も増えると考えられます。すでに唾液によってがんのリスクを調べることができるようになっています。糖尿病、動脈硬化の進行度なども、採血などの痛みなく測れるようになるかもしれません。う蝕が多い人の唾液成分、歯周病が深刻な人の唾液成分がはっきりすれば、家で唾液検査をすることで、病気の程度がわかるでしょう。「そろそろ歯科医院へ行かなくちゃ」と気づけます。逆に、唾液検査で問題がなければ、年に1回の来院でもいいということがわかるかもしれません。歯科医院ではメインテナンスで歯周組織検査をしますよね。毎回変わらず、ほぼ問題のない患者さんもいます。唾液検査でリスクがわかれば、そのリスクに応じて、メインテナンス期間を決めることができるでしょう。

今後は朝起きて自分で唾液検査をすることで、今日一日必要な食事のメニューやサプリメントがわかり、運動量がわかる。もっとていねいに歯磨きしたほうがいいよ、ちょっと内科で糖尿病のこと診てもらったほうがいいよ、そんなことがわかる未来が来るかもしれませんね。

まとめ

歯や歯肉は、唾液という液体の中で存在しています。唾液が重要なはたらきをしていることがおわかりになったでしょう。こんなにたくさんのはたらきをしてくれている唾液なのに「ツバ」と呼ばれ、冷遇される唾液。涙を拭いてあげるのはいいけれど、ツバを触るのは気持ちが悪いと嫌がられる。どちらも体液で、元々は血液なのに。目から出るか、口の中に出るかの違いだけなのに。唾液が口の健康だけではなく、全身の健康を支えているのです。もうツバとは呼ばせない。唾液力に注目です。

CHAPTER 2

骨について、おさらい

筆者は患者さんに歯周炎について説明するとき、「あなたは歯周炎です。歯周炎は顎の骨がなくなる病気。骨がなくなるので歯がグラグラして抜けます」と話しています。歯周病なんて歳をとればみんななる病気だと思っている。「歯ぐきから血が出るようになるんでしょ」って軽く考えている。いやいや骨がなくなる病気なんですよ、顎の骨がなくなるんですよ、大事件です！歯科衛生士も意外と知らない骨のこと、骨がわかれば歯周炎がわかる。おさらいしましょう。

井上 和
ぶっちゃけK's seminar主宰
歯科衛生士

塚崎雅之
昭和医科大学歯学部口腔生化学講座
教授・歯科医師

1 骨の構造

つねに新陳代謝が行われている

「骨」と聞くと何を思い浮かべますか？頭蓋骨？肋骨？大腿骨？骨と聞くと硬い塊を想像されるかもしれませんが、骨の中には骨髄があり、赤血球、白血球、血小板など血液細胞の元が作られています。コンクリートの塊のようですが、実は新陳代謝が行われていて、==古い骨や傷ついた骨が壊され、新しい骨が作られています。==これを**骨のリモデリング**と呼びます。身体中の骨は1年間で10％ほどがリモデリングされているのです[1]。リモデリングのおかげで、骨を折ってもほぼ元通りに修復されます。中でも、顎の骨の新陳代謝は盛んで、そのおかげでインプラント治療、矯正治療、抜歯窩の治癒、歯周組織再生療法などが可能になるのです。骨が傷ついても新陳代謝というシステムがあるおかげで修復されます。

骨の外側には皮質骨と呼ばれる密で硬い部分があります。内側には海綿骨。スポンジのように空洞があります。中には動脈、静脈があり、栄養が送られ、新陳代謝されています。骨髄と呼ばれる部分では血液細胞の元になる細胞が作られています。

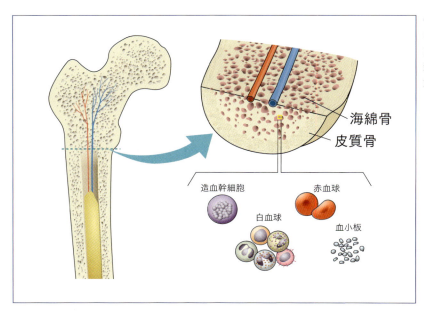

（文献2をもとに作成）

18

コラーゲン線維の型枠の中に、カルシウムを流し込んだような構造

　骨の構造をもう少し見てみましょう。鉄筋コンクリートの建物を造る現場を見たことはありませんか？鉄の棒を何本か縦横に組み合わせ、柱の元を作る。それを木製の板で囲んで柱の形を作ります。これを型枠と呼びます。次に、型枠の中にコンクリートを流し込みます。固まった後、板を外せば、中に鉄製の支柱が入ったコンクリートの柱が完成します。

　骨はこれに似た構造になっています。鉄製の棒はコラーゲン線維、タンパク質でできています。骨はコラーゲン線維でできた型枠に、カルシウムを流し込んだような構造になっています。コンクリートの柱と違い、中にはとても細い通路が張り巡らされています。石のような塊ではなく、れっきとした生命体です。極細の通路を、骨を壊す細胞や骨を作る細胞が行き来しています。また、「骨をリモデリングせよ」という指令も送られます。再生のため壊されたカルシウムなどの排除も、この通路を使って送られるのです。骨はコンクリートのような非生命体ではありません。生きているのです。

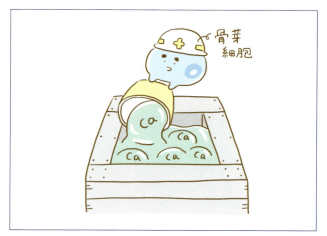

骨はタンパク質で作られた型枠にカルシウムを流し込んだような構造になっていて、カルシウムで埋めるのは骨芽細胞（P.22）です。

DH's POINT　骨のように再生しないからこそ、歯を守る必要がある

　歯は割れてしまうとほとんどは抜歯です。う窩ができたら元には戻りませんし、削ってしまえば元通りにはなりません。レジンや金属、セラミックなどで修復はできますが、削られた歯が戻るわけではありません。なぜなら、==歯にはリモデリングがない==からです。象牙質は第二象牙質などわずかに再生されることがあります。NCCL（非う蝕性歯頸部歯質欠損）などでエナメル質が減ると、歯髄を守るため、歯髄側に第二象牙質ができることがありますが、ほんのわずかです。エナメル質を作る細胞は、エナメル質を作り終えるとなくなってしまうので、再生はありません。唾液中のカルシウムにより再石灰化は起こりますが、もちろんう窩が再生されるほどではありません。セメント質は1mm程肥厚することもありますが、歯を再生するほどではありません。

　以前から、歯を作る研究が行われています。さまざまな組織の元になる幹細胞を使って、歯を作る方法です。乳歯と永久歯の芽のほかに存在する、第3の芽を使って歯を作る方法などが試されていますが、地域の歯科医院で歯の作成を安価にできるようになるのは、まだまだ先のようです。

　う蝕予防のためにはシュガーコントロールとフッ化物の使用。NCCL予防のためには、定期的な口腔内規格写真撮影による歯の形の観察。酸性飲食物の摂りかた、適切な歯磨剤使用の指導が必要です。

2 骨の役割

カルシウムの配給源になっている

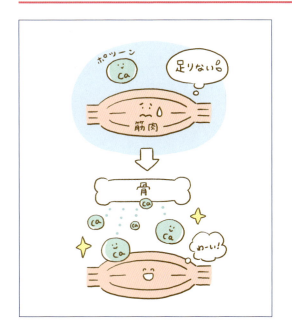

骨は私たちの身体を支え、臓器を守っています。立ったり歩いたりできるのは骨のおかげです。それだけではなく、カルシウムの配給源にもなっています。体内のカルシウムの99％が骨にあります[3]。骨がない動物は存在しますが、カルシウムをもたない動物は存在しません。カルシウムはどの動物にとっても生命維持に重要な役割を果たしているのです。体内で合成することができないため、食物から摂取しています。不足するとホルモンバランスが崩れたり、疲労感、低血圧などの不調が起こったりします。

骨はカルシウムの貯蔵庫にもなっていて、筋肉などの細胞内のカルシウムが不足すると骨から配給されます。偏った食事などでカルシウムが不足すると、副甲状腺からホルモンが出て、破骨細胞に骨を溶かさせ、血中にカルシウムを送り込みます。骨は、身体を支えるだけではなく、カルシウムの配給源にもなっているのです。

「自分」が骨をなくしている

筆者（井上）はよく患者さんに「あなたは歯周炎です。歯周炎というのは顎の骨がなくなる病気です」と伝えています。歯周病が、歯がグラグラして抜けちゃう病気だということは、皆さんテレビ番組などで見ているのでご存じですが、顎の骨がなくなるから抜けてしまうということを知らない人は多いです。歯が抜けるのはもちろん嫌だけど、顎の骨がなくなるからだなんてめちゃくちゃ怖い！今まで「なかなか忙しくって歯間ブラシとかできないんだよねぇ〜」なんて毎回笑顔でニョロニョロ言い逃れをしていた患者さんが、「歯周炎＝顎の骨がなくなる病気」だと知った途端、本気で磨き方を聞いてくることも多いです。「そんなに大変なことになっているって知らなかった！」と。

歯科衛生士のなかでも、正しく理解できている人は多くありません。教育の現場で若手歯科衛生士に「歯周病がどういう病気か説明してみて」と尋ねると、「歯周病菌が、歯ぐきに、炎症を起こしてぇ、歯が抜けてしまう病気」とずいぶん短く答えられることがよくあります。歯を抜くのは歯周病菌でしょうか。

歯肉溝に住んでいる細菌たちは、歯がなくなってしまったら住処を失います。歯がなくなれば、歯肉溝もなくなってしまうからです。炎症のある歯周ポケットは、熱を持つのでポカポカと温かく、出血しているので大好物の鉄が豊富です。栄養であるタンパク質もたっぷり。細菌たちはそんな素敵な環境を失いたくないはずです。炎症状態を維持しつつも、歯には抜けてほしくないはずです。では、いったい何が骨を無くしているのでしょう。

身体で骨をなくすことができるのは、破骨細胞だけです。破骨細胞は、細菌の一種ではなく身体の細胞です。つまり、骨をなくしているのは「自分」ということです。

③ 骨が入れ替わる仕組み

主に3つの細胞がはたらいている

　どうやって「自分」は骨をなくすのでしょう。ここで、リモデリングの仕組みを詳しく見てみましょう。

　この仕組みの担い手は、**破骨細胞、骨芽細胞、骨細胞**です。最初にザックリ説明をすると、骨細胞などの指示を受けた破骨細胞が、古くなった骨や傷ついた骨を溶かしていきます。後を追うように、骨芽細胞がやってきてコラーゲン線維を作り、カルシウムを沈着させ骨を作っていきます。骨芽細胞はその骨に埋まり、骨の中で骨細胞に変化します。すごいでしょう！私たちの意思とは別に、彼らはまさに今、私の身体を修理し、作ってくれているんです。「私」の芽が誕生した時から、彼らは決まった仕事を果たしてくれています。手に足の骨を作ることはなく、頭蓋骨は成長につれ大きくはなりますが、決まった形のままです。その情報どおりに、彼らははたらいてくれているわけです。

　では、ここで3つのメインキャラを紹介します。

破骨細胞

　古くなった骨や、傷ついた骨を溶かす細胞です。当然ながら骨をもつ高等動物である脊椎動物にしか存在しません。

　私たちの身体を守る免疫細胞に**マクロファージ**という細胞があります。彼らはお掃除担当で、害になると判断された細菌やウイルスをバクバク食べてくれますし、また死んでしまった自分の細胞も食べてくれます。マクロファージはほとんどすべての動物に存在し、骨をもたない動物にも存在します。**貪食細胞**と呼ばれるのですが、貪食とは「貪り食う」という意味です。ものすごい食欲ということです。そのものすごい食欲のマクロファージがいくつか集まってできるのが破骨細胞です。

　1つのマクロファージには、核があります。核は脳のようなものです。いくつものマクロファージが1つになるということは、何人もの脳が1つの体にあるということです。なぜ、いくつもの核があるのに、1つの行動をするのかという研究も行われているそうです。確かに不思議ですね。

　破骨細胞は酸やタンパク質分解酵素を放出し、骨を溶かします。骨細胞などから「骨を溶かせ」という指令を受け「わーーーーっ」と溶かします。なぜ「わーーーーっ」という表現をするかというと、単純に溶かすという作業をしているようだからです。非常に硬いことで知られる象牙に載せても溶かしちゃう、おバカキャラのようです。彼らは「溶かせ」という指示を受けると「わーーーーっ」と溶かしちゃうそうです。破骨細胞が、いつ、どこで、どのくらい骨を溶かすのかは、骨をつくる骨芽細胞と骨細胞の指示によります。過剰にはたらくと骨粗鬆症や関節リウマチ、歯周炎が進みます。骨粗鬆症の薬には破骨細胞のはたらきを抑制するものがありますが、その薬は、歯周炎の骨破壊にも効果があるそうです。破骨細胞は、コントロールされた怪獣のようです。「骨を溶かせ」という指示の元に、「わーーーーっ」と骨を溶かす。「やめろ」と言われたらやめる。なんだか愛らしいですね。

骨芽細胞

　破骨細胞が骨を壊した次に登場するのが骨芽細胞です。破骨細胞が骨を壊すと、壊された成分が骨芽細胞を活性化させると考えられています。コラーゲン線維を作り、そこにカルシウムを沈着させることで骨を作ります。骨芽細胞は破骨細胞とセットではたらきます。ただモコモコと山盛りに作るのではなく、元々の骨の形の情報を持っていて、元々の骨の形に作っていくのです。

　骨芽細胞は骨を元通りに作りまくると、できた骨に埋もれてしまいます。一生懸命骨を作り、気づいたら自分で作った骨に埋もれてしまう。このキャラも愛らしいです。==骨芽細胞は骨細胞に変わります。==そして、骨の中で骨細胞としてはたらきます。骨の中にいる骨細胞は、元々骨をつくる骨芽細胞なんです。骨粗鬆症の薬には、破骨細胞のはたらきを抑えるものがありますが、骨芽細胞のはたらきを推進する薬もあります。

骨細胞

　骨細胞は、まさに骨を形成している細胞です。骨細胞たちは突起を伸ばし、手と手をつなぐようにつながってコミュニケーションをしています。つながり合っている骨細胞たちは情報交換をしているらしく「この部位には力がかかっているからもっと骨を作ったほうがいいね」というような情報を破骨細胞に伝えているらしい。すごいことです。また、「この骨はあまり使われていないから、骨芽細胞君、お休みしてていいよ」などと骨の中から指示を出しているそうです。この長い手は骨の表面にも達していて、情報伝達物質を出し、==破骨細胞や骨芽細胞をコントロールしています。==まるで現場監督のようです。

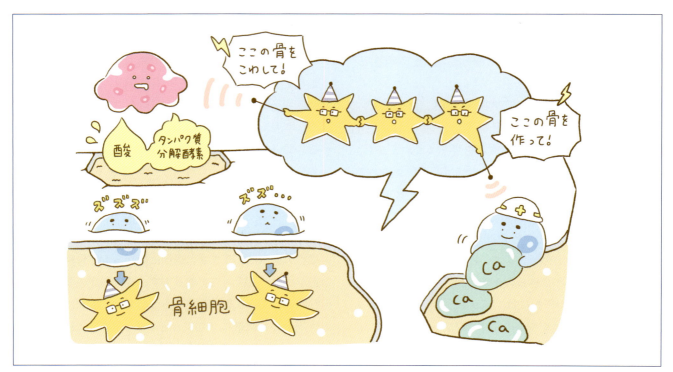

骨細胞が骨を壊す指示を出す→破骨細胞が古い骨や壊れた骨を壊す→骨芽細胞が骨を作る→骨芽細胞が作った骨に埋まり骨細胞になる、というサイクルが繰り返されています。

免疫はカラダを守るために骨をなくす

　歯はとても大切な組織です。歯を失った動物は食べることができず、攻撃してくる他者を傷つけられず、やがて死んでしまいます。なぜヒトの破骨細胞は骨をなくし、歯を排除してしまうのでしょう。

　骨をなくすのは破骨細胞ですが、骨をなくすことを決めるのは免疫細胞です。免疫とは「疫」、つまり病から免れるはたらきのことです。そして、免疫細胞はもちろん「自分」です。細菌がヒトのカラダに入り込もうとしたり、潰瘍のような「疫」、つまり病気にしようとすると、大勢の免疫細胞がやってきて、阻止しようとしたりします。免疫細胞は「自己」を守り自己ではないものを排除します。自己と非自己を見分けることができるのです。細菌は通常「非自己」とされ、免疫細胞に排除されます。これは日常的に行われています。

　ところが、免疫細胞のスイッチが入ることがあります。プラークが付いている、つまり細菌が付着している歯を「非自己」と判断し、排除するスイッチが入るわけです。プラークべっとりの歯は異物、バイキンたちが体内に入り込み、悪さをしないよう「排除せよ！」と骨芽細胞や骨細胞に指示を出します。指示を受けた骨芽細胞や骨細胞は破骨細胞に「歯の周りの骨を溶かせ」と指示を出します。破骨細胞は「わーーーーっ」と歯の周りの骨を溶かしていき、最終的にプラークまみれの歯は、周囲の骨を失い抜けてしまいます。免疫細胞に「非自己」と判断された歯が抜けてしまうわけです。

　歯周炎は歯が抜けると感染も炎症も止まります。歯がなければ歯周炎は起こりませんし、歯がなくなれば歯周炎は完全に停止します。免疫細胞は骨をなくし歯を抜くことで、病を止めるわけです。

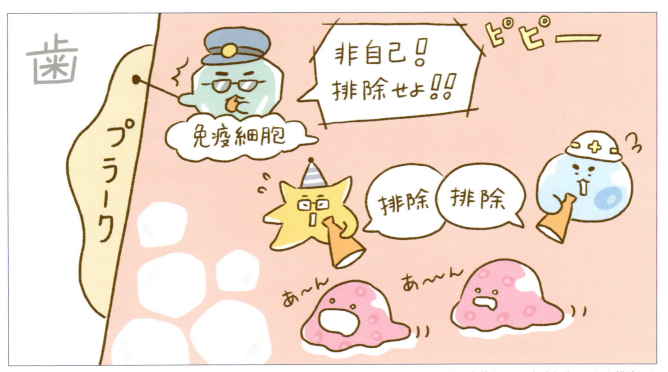

プラークべっとりの歯は非自己とみなされます。バイキンは体内に入り込んで悪さをします。それは危険なので、免疫細胞はこれを排除しようとします。1日や2日で排除はされません。長い間プラークまみれなので、「排除」と判断されるのです。

④ 骨を失わない方法

プラークコントロール

　骨をなくさないようにするためにできることは、とにかく細菌を減らすことです。歯周病を起こす細菌たちは常在菌です。ゼロにはできませんが、増やさないようにすることです。プラークはPMTCで除去したとしても、終了した瞬間からその土台ができ始めます。唾液はカラダを守ってくれますが、プラークの土台にもなります。唾液のタンパク質は歯や粘膜を守りますが、プラークの足場にもなります。プラークは1日〜2日でできてしまいます。ですから、毎日のプラークコントロールが重要なのです。筆者（井上）はテキトーにしかブラッシングをしない患者さんには、プラークコントロールの重要性を説明したうえで、「年間2,000万円払ってくれたら、2日に1回歯磨きしてあげますよ」と笑いながら伝えています。「交通費は別途かかります」と。自分の歯を守るのは、何ヵ月かに1回のPMTCではなく、毎日のブラッシングです。

　もう1つはSRP、つまり、歯肉縁下に増えてしまった細菌と足場になる歯石除去です。根面をきれいにし、歯肉溝の細菌数を減らすことで、「この歯は異物ではない」と免疫細胞に判断してもらうことができるかもしれません。患者さん自身ではもうどうしようもない歯肉縁下のプラークコントロールをするのは、私たち歯科衛生士の重要な役割です。しかし、歯肉縁上のプラークコントロール無くして、歯肉縁下のプラークコントロールを成功に導くことはできません。適切なブラッシングができていない状態での歯周病治療で、歯の健康を守ることはできないと伝えるのも重要です。

咀嚼やカルシウムの摂取

　また、しっかり噛むことも重要です。無歯顎になった患者さんの顎堤が細く痩せているのを見たことがあるでしょう。無歯顎になると顎骨にかかる力が減るからです。咬合性外傷や矯正治療、食片圧入により歯槽骨が減ることがありますが、通常は、力がかかる場所の骨はしっかりします。骨隆起もそうです。力がスイッチとなり、骨を大きくしているのです。

　患者さんから「歯周病で骨をなくさないようにするためには、やはり牛乳を飲むといいですか?」と聞かれることがあります。「カルシウム＝牛乳」と考える人は多い。確かにカルシウム摂取は重要ですが、ちなみに筆者は2人とも牛乳が飲めません。チーズや加熱して作るホワイトソースなどは大丈夫ですが、牛乳をそのまま飲むとお腹を壊してしまいます。身体が嫌がるんです。日本人は牛乳に含まれる乳糖を分解できない乳糖不耐症の人も多いので、そのような人は無理をして牛乳を飲む必要はありません。

　カルシウムは納豆や豆腐などの大豆食品にも豊富です。ひじきなどの海藻類、小松菜、水菜、菜の花や切り干し大根にも含まれています。胡麻もいろいろな料理に振りかけるなど使いやすいので良いです。最近では、カルシウム摂取のための干した小魚パックなども出ています。干した小魚には、骨はもちろんですが、皮の部分にカルシウムが豊富に含まれているので、丸ごと食べましょう。牛乳の何倍ものカルシウムを少量で摂取することができます。

運動

　骨に適度な力をかけることは、骨を強くするために重要です。かつての宇宙飛行士たちは、宇宙で無重力状態にいる間は骨に力がかからないため、地球に戻ってくると歩くことができませんでした。無重力で骨に力がかからないと、骨粗鬆症患者の10倍の速さで骨密度が低下するとも言われています[4]。ちなみに、最近の宇宙飛行士たちは宇宙で無重力でもできる運動をしており、また骨が脆くなるのを予防する薬を飲んでいるそうです。

　骨細胞から分泌されるスクレロスチンという糖タンパクは、骨形成を抑制するはたらきがあります。骨がリモデリングを終えると「もう骨を作らなくていいよ」という指示であるスクレロスチンが発せられ、骨芽細胞は骨を作るのをやめます。しかし、その部分に力がかかっていると、骨細胞は骨をしっかりさせるため、スクレロスチンを産生しません。負荷がかかっている骨は丈夫になり、負荷がかからない部分の骨は増えません[5]。

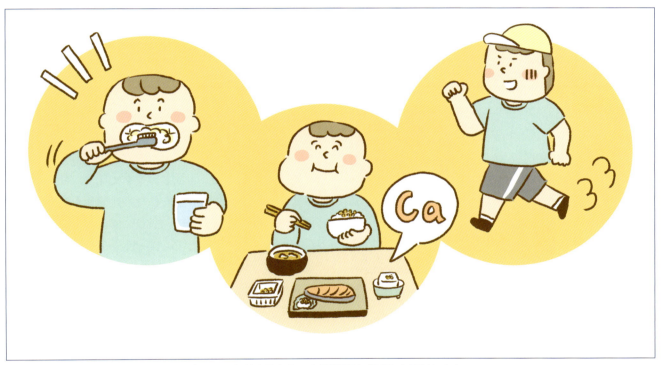

プラークコントロールや食事、運動を意識するなど、骨を失わない生活習慣は、健康にも直結します。

まとめ

　骨っぽいものがあればなんでも溶かそうとするオバカキャラの破骨細胞がたまらなく愛おしい私たちです。コンクリートの塊のようなイメージの骨が、実は新陳代謝している。今こうしている最中も、破骨細胞や骨芽細胞がせっせと私たちの骨をリニューアルしてくれているんです。すごくないですか！歯周炎が肉の病気というより骨の病気であると気づいてから、患者説明もスッキリしました。免疫がカラダを守るためにバイキンまみれの歯を抜こうとしています。早くバイキンを減らさないと！

CHAPTER 3
くさび状欠損について、おさらい

くさび状欠損がある患者さんは日常的に見ます。筆者（井上）の臨床では、成人患者の7割に、う蝕以外の原因によって起こる歯頸部の喪失、もしくはその喪失に対する処置と思われる充填が見られました。そもそも「くさび」の形ではない喪失のことも「くさび状欠損」とか「WSD」と呼んでいます。くさびの形をしていない歯頸部の喪失のことをなんて呼べばいいのでしょう。なぜ喪失は起こるのでしょう。まずは、言葉の意味からおさらいしましょう。

井上 和
ぶっちゃけK's seminar主宰
歯科衛生士

黒江敏史
黒江歯科医院[山形県]
院長・歯科医師

1 用語を整理 ―くさび状欠損から、NCCLと呼ばれるように―

くさび状欠損

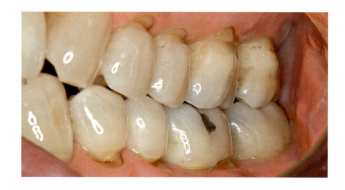

　くさび状欠損というのは、「く」の字の形をした「くさび」状の歯頸部欠損のことです。くさびというのは、建築現場などで使われ、石などを割ったり、固定したりするのに使われます。ドアが閉まらないようにするために、Vの字の形をした固定器具をドアの下に挟みますよね。あれが、くさびです。歯科では**WSD（Wedge Shaped Defect）** と表記されることもあります。Wedgeがくさびのことです。

Tooth wear

　「トゥース ウェアー」と読みます。う蝕以外の原因で起こる歯の喪失で、う蝕、歯周病と並び、「第三の歯科疾患」と言われるほど多くみられます。Toothは「歯」、wearは「服」を意味する言葉として使われますが、wearは「使っていると次第に傷んでいく」という意味でも使われます。歯は噛むこと、食べること、くわえること、擦ることなど、使っていくうちにすり減っていきます。原因は主に酸性飲食物による酸蝕、ブラッシングなどの摩耗、噛んですり減る咬耗などです。部位はそれぞれの原因因子に曝露されるところになります。酸性飲食物が触れる面、ブラッシングされる部位、噛み合わされる咬合面です。

erosive tooth wear

「エローシブ トゥース ウェアー」と読みます。Tooth wearのうち、酸蝕に摩耗や咬耗が重なることで起こる喪失のことです。酸によって溶けている部位に、歯ブラシなどで擦る力や噛む力が加わるため、酸蝕単独よりも喪失が大きくなります。たとえば、酸性の飲料を摂取する習慣のある人が直後にブラッシングをすることで、歯の表面が滑らかに減ることがほとんどですが、くすんだように減ることもあります。また、切歯の尖端が酸蝕により薄くなり、咬合によって欠けることもあります。日常臨床ではそれほど珍しくはありません。

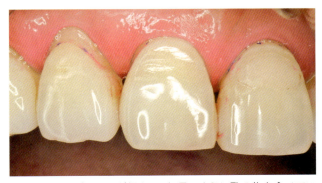

柑橘類や酸っぱいものが好きで、毎日のように酢の物を食べていた患者さん。染め出しをしていますが、プラークはあまり残っていません。酸蝕と強いブラッシングのためと考えられます。

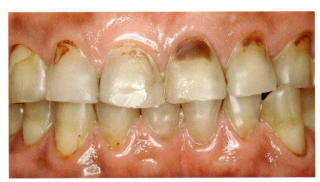

歯面全体が曇ったように溶けています。切歯の尖端は酸蝕により薄くなり、咬合によって欠けています。

NCCL（Noncarious Cervical Lesion）

「エヌ・シー・シー・エル」と読みます。Noncariousは「う蝕以外」、Cervicalは「歯頸部」、Lesionは「病変」という意味です。日本語では非う蝕性歯頸部歯質欠損と表記されます。Tooth wearのうち歯頸部に限定される喪失がNCCLです。近年、この用語は浸透してきています。酸蝕、摩耗が主な原因です。くさび状欠損はNCCLの中で「くさび形の喪失」としてここに含まれます。

しかし、歯頸部の喪失の形は「くさびの形」だけとは限りません。スムーズなカーブを描くもの、レジン充填の周囲に見られる、複雑な形をしているものもあります。厳密には、くさびの形をしているNCCLだけがくさび状欠損ですが、保険などでは、どの形をしていてもWSDと表記されることがあります。

以前はくさび状欠損、WSDという用語が主に使われていましたが、喪失の形はくさびのように鋭角とは限らないので、現在はそれらをNCCLと呼ぶことがほとんどになりました。本稿でも、これ以降は主にNCCLと呼ぶようにします。

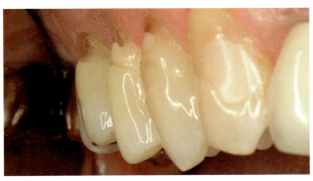

レジン充填の周囲に見られる、複雑な形をしている歯頸部の欠損。

2 NCCLの原因

摩耗

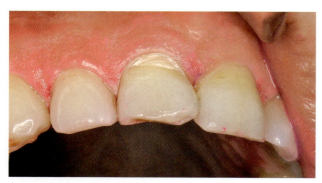

研磨剤入りの歯磨剤をつけて、毎日ガシガシと上の前歯から磨いていたことによる摩耗。最初に磨く部位は毎回必ず磨かれるため、NCCLになりやすいです。

　摩耗とは、異物と擦れて減る物理的喪失を意味します。対合歯や歯ブラシなどによって擦られることで、歯が減ります。このほか、管楽器の演奏で楽器をくわえることで、歯の切端が減ることがあります。何かをくわえる仕事や鉛筆を噛む癖などでも起こります。咬耗も擦れることで起こる喪失なので、摩耗に分類されることもあります。

　NCCLは研磨剤入りの歯磨剤をつけた歯ブラシや歯間ブラシで擦ることで起こります。歯ブラシ単独で喪失は起きません。歯ブラシが研磨剤のキャリアーとなり、歯頚部を擦ることで起こります。

酸蝕

　口腔内細菌が産生する酸以外の酸性飲食物により起こる歯質の喪失です。疫学調査によると、日本人の酸蝕症患者は26.1％とされています[1]。

　う蝕はプラークが付着している部位に起こりますが、酸蝕は酸性飲食物が触れるすべての歯面で起こります。そして、その飲食物の流れる部位、たまる部位では喪失が大きくなります。食べ方や飲み方によって、酸蝕が起こる場所は異なります。たとえば、みかんの房を歯で切り裂いてむいてから食べる人では、切り裂く前歯が減ることもあります。

　また、**習慣性嘔吐**でも起こります。pH1の強酸である胃酸が直接歯に触れるので、たいていは口蓋側が大きく喪失します。歯頚部は歯肉溝滲出液に洗われるため、線のように歯質が残るのも特徴の1つです。

　くさび状欠損は、酸蝕だけでくさびの形になることはありません。しかし、酸蝕している歯面を歯ブラシで擦れば、喪失は大きく進みます。また、くさび状欠損部位が酸蝕すると喪失の形がなだらかになり、くさび形ではなくなることもあります。

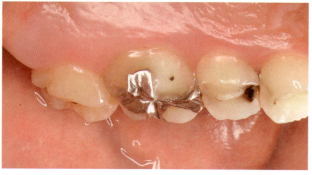

25歳男性。毎日甘い炭酸飲料を1.5L飲んでいます。飲み物が通る口蓋側が大きく喪失し、飲料に入っている砂糖によりう蝕にもなっています。

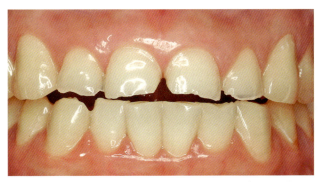
習慣性嘔吐による酸蝕。吐瀉物の通る前歯部切端が溶けて薄くなり欠けています。

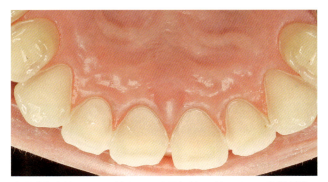
歯肉溝滲出液によって洗われる歯頸部だけ、線のように歯質が残っています。

アブフラクション

咬合力が歯頸部に伝わり、力がかかる地点から離れた歯頸部に起こる歯質の喪失とされています。下図のような模式図を見たことがあるでしょう。咬合力がかかると、歯は微妙ですが曲げられ、歯頸部のエナメル質が引っ張られます。その結果、エナメル小柱が割れて、剥離することにより歯頸部が喪失するというのがアブフラクションです。

アブフラクションの説明でよく使われるLeeとEakleが提唱した図です。事実であるかのように教科書にも載っていますが、実はこの図は想像図です。LeeとEakleはこのような現象が起きることを自身で実証していませんし、当時は咬合力で歯頸部のエナメル質にこのようなクラックが入ることを検証した研究も存在しませんでした。実際、LeeとEakleは仮説としてこの図を提唱していますが、引用した人たちが事実として扱ってしまいました。

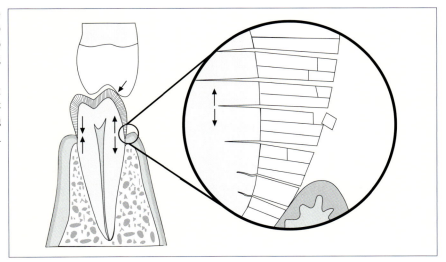

（文献2をもとに筆者作成）

LeeとEakleの図を頰側方向から見ると、左図のようなクラックが見えるはずです。しかし、実際に観察されるエナメル質のクラックは、垂直的なものが圧倒的多数です。この想像図は現実とは乖離しています。

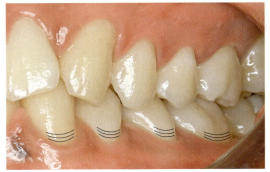
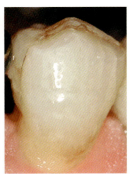

（文献3より転載）

3 アブフラクションによるNCCL？

実は、未だに証明されていない

　まず、アブフラクションを解説します。1990年代後半頃から、「くさび状欠損の原因はアブフラクションである」との見解が主流となりましたが、実はアブフラクションは未だかつて科学的に実証されたことはありません。教科書などにも記載されていますので、それが事実と考える人たちもいるのですが、実際は、アブフラクション、つまり咬合力により歯頚部歯質が喪失することは証明されていないのです。歯に咬合力をかけ、歯頚部にくさび状の欠損を作るという実験が成功したことはありません。それなら、歯頚部の欠損を見たら、咬合力が原因と考えるのではなく、まずは摩耗や酸蝕を疑うというのが妥当です。

あの有名な図は想像によってつくられた

　もう少しこの経緯を解説しましょう。「咬合力がくさび状欠損の原因である」という仮説が提唱されたのは1980年代のことです[2]。そして、この仮説にアブフラクションという名前がつけられたのは1991年です[4]。それまでくさび状欠損は摩耗が原因と考えられることが多かったのですが、この辺りから、くさび状欠損は咬合力によるものと考えられるようになりました。

　アブフラクションの解説で有名なLeeとEakleの図（前ページの図）では、咬合力が歯頚部に伝わり、エナメル小柱が割れるように剥離して、くさび状欠損ができています。当時、LeeとEakleは自身で検証実験をしてこの図を作成したわけではありません。これは彼らが想像により作り出した図なのです。現在ではありえないことですが、当時は、根拠をそれほど厳しく求められませんでした。「僕たちはこう考えます」という仮説を発表することもあったのです。彼らは論文の最後に、「本論文の仮説に基づいた結論は、研究によって検証されていくだろう」[2]と書いています。しかし、当時の歯科界は、彼らの仮説を既成事実のように扱い、広めてしまったのです。そして、いつしかくさび状欠損はLeeとEakleの理論で説明されるようになりました。

PART1　CHAPTER3　くさび状欠損について、おさらい

歯周疾患の新分類を作った学会はアブフラクションに否定的

　その後、アブフラクションについての研究が行われ、検証実験が成功することもなかったので、しだいに理論的仮説と言われるようになりました。2018年にはヨーロッパ歯周病連盟（EFP）とアメリカ歯周病学会（AAP）により歯周疾患の新分類が発表されましたが、

そこでも「現時点で、アブフラクションには適切な根拠がないため、確定診断を下すことはできない」[5]とあります。今のところ、NCCLの原因からアブフラクションを外しても良さそうです。

DH's POINT　OHIや食事指導で、歯の喪失を止める

　もし、NCCLの原因の1つが咬合力なら、治療は咬合調整になってしまうかもしれません。歯を削るということです。当然ながら削った歯は元に戻りません。
　しかし、摩耗や酸蝕であれば、対応はOHI、すなわちブラッシング指導や食事指導になります。歯を削る必要はありません。私たち歯科衛生士の指導により、どちらの喪失

も食い止めることができます。逆に、私たちに診る目がなければ、止めることはできません。患者さんは元々の健康な歯牙の形態を知りません。患者さん自身が気づくのは大きく喪失して審美的な問題が起きたり、舌が引っかかるようになったり、しみるのが強くなったりしてからです。私たちによる早い対応が重要なのです。

4 摩耗によるNCCL

研磨剤入りの歯磨剤によるブラッシングで起こる

　先述のとおり、歯ブラシだけではエナメル質も象牙質も減りませんが、研磨剤の入った歯磨剤を使用したブラッシングによって歯は減ります[6]。つまり、歯を摩耗させているのは研磨剤の入った歯磨剤を使用したブラッシングで、さらに、くさびの形にしているのは歯頚部をターゲットにした横磨きのブラッシングです。縦磨きではくさびの形にはなりません。歯ブラシであのくさび型を作るのは不可能のように思うかもしれませんが、まず摩耗により凹みができ、凹みの底部に歯磨剤と毛先が集まります。そのため、底部が強く擦れてくさび型の欠損ができるのです。

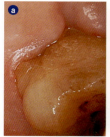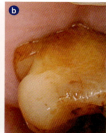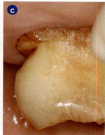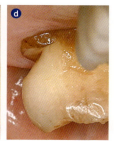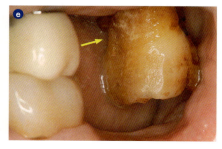

ⓐ 2014年4月の時点では、|8 口蓋側に小さなNCCLが見られます。
ⓑ 2017年12月には明らかに進行して、明確なくさび状のNCCLになりました。
ⓒ 2021年2月の時点では、さらに進行しています。沈着物は隣接面とNCCLがある口蓋側面では大きく異なります。
ⓓ 2023年9月の状態。2021年2月から大きく変化していません。
ⓔ 初診時から|8 には対合歯はなく、口蓋側のNCCL(黄色の矢印部分)は咬合力が加わらない状態で発生・進行しました。

（文献7より転載）

歯肉退縮による象牙質の露出から始まる

　当然、エナメル質と象牙質の硬さは異なります。くさび状欠損の始まりは象牙質からです。歯肉縁下の象牙質にくさび状欠損が認められることもあります。ペーストをつけた歯ブラシを歯肉縁下に差し込み、ゴシゴシと磨いているとそこにもできます。バス法のような磨き方ですね。

　また、歯肉退縮した象牙質にできたくさび状欠損が、クリーピングにより歯肉が戻り、歯肉縁下になることもあります。減ってしまった硬組織は元には戻りませんが、歯肉の位置は戻ることがあるからです。ほとんどは歯肉退縮による象牙質の露出から始まります。

　NCCLを予防するためには、歯肉退縮を起こさないことが重要です。歯周病はもちろん、ブラッシングによっても歯肉退縮が起こります。歯科衛生士としてその変化を見逃さず、歯周炎の治療とブラッシング指導をしっかりと行うことが、この疾患の予防につながるのです。エナメル質を含んでいるようなくさび状欠損もありますが、CEJから象牙質方向に起こったくさび状欠損が、エナメル質の下に広がり、エナメル質が欠けるように広がることもあるのです。

抜去歯を用いた摩耗によるNCCL再現研究でLitonjuaらが観察した現象です[8]。最初はCEJ根尖側の象牙質にNCCLが発生しましたが、進行の過程でDEJに沿って下掘れ式に摩耗が進行して遊離エナメル質が発生しました。その後遊離エナメル質は消失して、NCCLはCEJの歯冠側へ拡大しました。口腔内でもNCCLの歯冠側マージン部に遊離エナメル質が見られることがあるため、現実味のあるシナリオであると考えられます。
（文献7より転載）

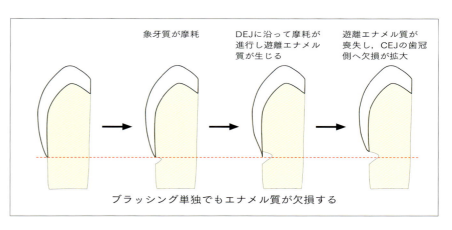

ブラッシング単独でもエナメル質が欠損する

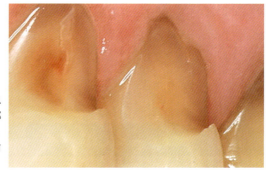

Litonjuaらが提唱した現象が起きていると思われる状態です。NCCLの歯冠側マージン部に遊離エナメル質ができています。この後、薄い遊離エナメル質が消失して、NCCLが歯冠側へ拡大していくことが予測されます。

5 酸蝕によるNCCL

　酸蝕単独でNCCLができることはありませんが、酸はエナメル質と象牙質、両方の歯質を喪失させます。酸蝕によりエナメル質が喪失し、露出した象牙質が研磨剤入りの歯磨剤によるブラッシングによりNCCLになることがあります。

　酸蝕は強力に歯を溶かしますが、溶ける人と溶けない人がいます。酸性飲食物摂取の方法の違いや唾液の成分や量によって違いがあります。酸性飲食物を毎日のように摂取していても、溶けていなければ対応は必要ありませんし、歯質の喪失があるようなら、早期に飲食習慣を変えなければいけません。酸蝕の関与が強くなると、歯冠全体で歯質の喪失が起きます。最初は研磨剤入り歯磨剤を使用したブラッシングによりくさび状欠損ができたとしても、酸蝕の影響を受けると、くさびの形が酸によって溶かされて、なだらかなカーブを描くようなNCCLに変化することもあります。

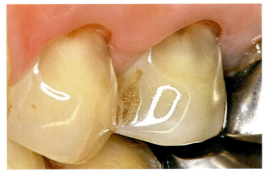

酸性食品を多く摂取し、バス法でブラッシングしていました。酸蝕とNCCLを合わせたような減り方をしています。
（文献7より転載）

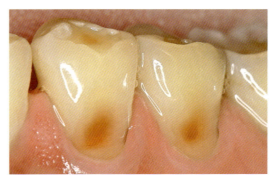

酸蝕と摩耗の影響が大きい症例で、NCCLがエナメル質を含み歯冠側に大きく広がったような形態になっています。

6 NCCLへの対応

口腔内規格写真撮影

　NCCLは私たちの「見る目」により、始まりと進行を食い止めることができます。元々の健康な歯の形を知り、小さな変化に気づき、できるだけ早くその喪失を止めないといけません。そのために重要なのは口腔内規格写真撮影の習慣です。何かが起きてから撮り始めても遅いです。なんともないと思えても、定期的な撮影習慣をつけておく必要があります。

　そして、その写真には規格性が重要です。角度が違えば、比較が難しいからです。前回の歯の形、覚えていますか？NCCLがあっても、10年前と同じ形なら、その習慣を変える必要はありません。その判断は、口腔内規格写真がなければできません。

OHI

　主たる原因は研磨剤入りの歯磨剤ですから、歯磨剤を研磨剤の入っていない歯磨剤に変えてもらうか、歯磨剤を中止し、必要に応じフッ化物洗口をしてもらいます。その場合、ステインがつきやすくなることがあるので、週に何日かは研磨剤入りの歯磨剤を使ってもらうとよいでしょう。ステインが気になるようであれば、来院を促し、エアーアブレージョンで清掃をします。

　くさび状欠損は横磨きによって起こることが多いので、歯ブラシの動かし方を縦にするよう指導するのもよいです。もしくは、歯ブラシの毛先を歯頸部にしっかり当て、小さく動かすよう指導します。隣接面にプラークが残っている場合は、横磨きの大きなストロークで磨いている可能性が高いです。再度、指導を行います。

　もともと大きなストロークでガシガシ磨いていた人は、しっかり当てて小さく動かすというのは意外と難しく、すぐに大きなストロークに戻ってしまうこともあるので、定期的に口腔内規格写真を撮影し、欠損が進んでいないかどうかチェックをします。特に酸蝕が加わると大きく喪失するので、筆者（井上）は1年を超えたら撮影するようにしています。

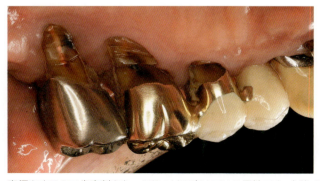 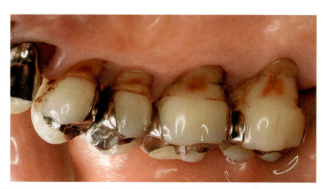

喫煙をするので歯磨剤をたっぷりつけて磨いている男性です。力強く磨くのでNCCLはありますが、よく見ると隣接面には分厚いプラークが残っています。大きく動かすので、歯間に歯ブラシは入りません。

レジン充填

　患者さんはたいてい無意識でブラッシングをしています。その習慣を変えるのはなかなか難しいですから、必要であれば早めにレジン充填をしてもらいます。減ってしまった歯質は戻ることはありません。歯髄近くまで喪失が進むと、象牙細管を通った細菌が歯髄に細菌感染を起こし抜髄になるので、早めに対処したほうがいいでしょう。

　くさび状欠損がアブフラクションによるものだと考えられていた時代は、「歯頸部の充填は力がかかるため、すぐ取れてしまう」と言われていたこともありましたが、現在では考え方も変わりましたし、材料も進化しているので、歯を守るという意味で充填を行うことも検討します。とはいえ、ブラッシング習慣に変化がなければ、レジンを残して歯質が喪失することもありますし、レジンごと減っていくこともありますので、口腔内規格写真撮影で変化を見続けることが重要です。

酸性飲食物摂取に関する聞き取り

　歯面がツルツルしていたり、逆に曇っていたりする場合は酸の影響も疑われますので、酸性飲食物についてのインタビューをします。酸っぱいもの、果物、酒、スポーツドリンクなどについてインタビューを行います。患者さんが「酢の物が好きです」と言うと、「それだ！」と結論づけてしまうこともあるのですが、酢の物が好きな人は、他の酸っぱいものも好むことも多いです。1つ見つけただけでインタビューを終えるのではなく、==「他にもありますか？」「他にもありませんか？」としつこいほどに聞き出しましょう。==

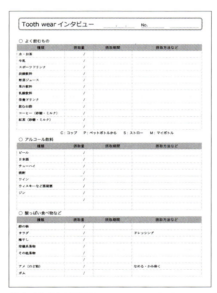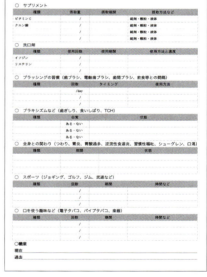

筆者（井上）が使用しているインタビューシート。

> **まとめ**
>
> 　くさび状欠損の原因は咬合力であると言われていた時代がありました。教科書にもそのように載っていたので、患者指導でも「ここの凹みは歯に力がかかっているからです」と説明していた人は多いかもしれません。もし力が原因なら、咬合調整によりその歯にかかる力を減らさなければなりません。歯を削るということです。しかし、もし喪失の原因がブラッシングや飲食習慣であれば、生活習慣を変えるだけで喪失が止まるということです。私たちの腕の見せ所です！

CHAPTER 4

顎関節症について、おさらい

顎関節症と思われる患者さんはよく来られます。口を開けると耳の辺りで音がする、朝起きると口が開けにくい、そのような症状があると、多分顎関節症なんだろうなと思う。でも、どうしたらいいのかはよくわからない。パノラマエックス線写真を見ると、左右の下顎頭の形が違っている。じゃあ、外科して形を変える？下顎頭を削る？そんな話は聞いたことないけど。顎関節症というのは、どうしたらいいのかよくわからない病気。このモヤモヤを晴らしましょう。

井上 和
ぶっちゃけK's seminar主宰
歯科衛生士

西山 暁
東京科学大学総合診療歯科学分野准教授
東京科学大学病院顎関節症外来診療科長
歯科医師

1 顎関節の仕組み

顎関節の位置

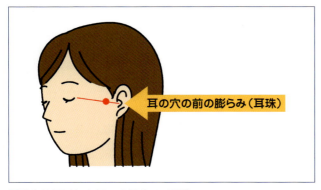

耳珠から目尻にかけての線上で、耳珠の少し手前に顎関節が位置しています。

　顎関節はどこにあるでしょう。耳の穴の前にある膨らみである**耳珠**と呼ばれる部分から、目尻にかけての線の、指1本前くらいの膨らみに**下顎頭**があります。ここが顎関節の位置です。関節とは、骨と骨が連結する部位で、指や肘、膝など、体を動かすためにあります。

　上顎は頭蓋骨の一部なので、頭と一緒にしか動きませんが、下顎骨は開閉や左右に動くことができます。日本人の開口量は中切歯間距離で男性が40～65mm、女性が37～58mmとされています[1]。

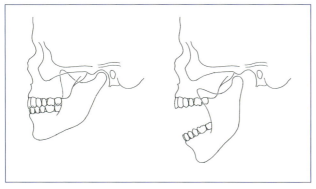

上顎は頭蓋骨の一部ですが、下顎は独立しています。

（筆者作成）

顎関節の特徴

　顎関節の特徴として、**関節円板**の存在が挙げられます。関節円板は繊維性の結合組織で、血管や神経がほとんどありません。ですから、痛みを感じることもありません。厚さ1～2mmで弾力がある組織です。横からみると潰れた餅のような形ですが、上から見ると円板上で、帽子のように下顎頭に被さるような形になっています。

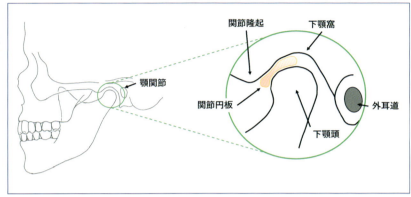

上顎骨にある下顎窩という凹みに、下顎骨の出っ張りである下顎頭がはまっています。下顎頭には関節円板という帽子のような組織が被さっています。横から見ると間にある座布団のように見えるのが関節円板です。
（筆者作成）

　顎関節の下顎頭は、回転運動と、滑走運動という他の関節にない動きをします。下顎頭が回転しながら滑るように前方移動をするので、下顎骨は口の開け閉めだけではなく、前方または左右に動くことができます。顎関節以外の関節は滑走してしまうと脱臼します。肩関節は肩甲骨にある関節窩という凹みに上腕骨と呼ばれる腕の骨の出っ張りである上腕頭が入っていて、腕を回すことができます。しかし、スポーツなどの激しい接触により、関節窩のくぼみから、上腕頭という部分が外れてしまうと肩脱臼という状態になります。一方、顎関節は滑走をすることができるため、他の関節と違い、大きく口を開けることができ、食物をすりつぶすための臼磨（すりつぶし）運動をすることができます。いろいろなものを食べるため、大きく口を開けることが必要だったのでしょう。食べるということは、生きることに直結します。雑食の人類だからこその進化と言えます。

　ちなみに、肉食動物は滑走運動ができません。ライオンは口を開いて閉じるという運動しかできません。横に動かしながら、いわゆる臼磨運動をすることは彼らにはできないのです。餌になる動物を、強い力でまずは捕える必要があります。ガシガシと裂いて、飲み込んで栄養にします。逆に、草食動物の場合、滑走運動はできるのですが、回転運動があまりできません。草は噛みきるというより、すりつぶす必要があります。大きな草を食べる必要はありません。細い草を側方運動によりすりつぶすために、回転運動ではなく、滑走運動をします。

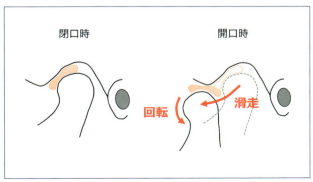

顎関節は他の関節とは違い、関節頭が関節窩から外れて滑走運動をするので、開閉やすりつぶしが可能となり咀嚼ができます。
（筆者作成）

咀嚼筋ってどこ？

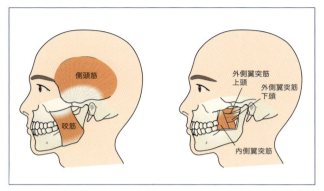

ぎゅっと噛み締めると耳の上と頬のあたりがふくらみます。そこが側頭筋と咬筋です。内側翼突筋と外側翼突筋は内側にあるので、外から触ることはできません。

顎を動かすための咀嚼筋は4つあります。**咬筋、側頭筋、内側翼突筋、外側翼突筋**です。外側翼突筋は上頭と下頭に分かれます。臨床上でメインになる（症状が出やすい）のは、咬筋と側頭筋です。内側翼突筋と外側翼突筋は内側の奥のほうにあるので触れない筋肉です。咬筋も側頭筋も最後臼歯の後ろ側、つまり歯列よりも後方にあります。

「顎が外れる」ってどういう状態？

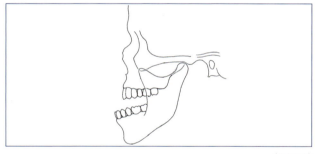

（筆者作成）

顎関節も可動域を超えると外れることがあります。大きく口を開けたり、あくびをしたりした場合、激しいスポーツや打撲など衝撃を受けた場合などです。下顎頭が関節隆起を乗り越え、その位置で固定されてしまった状態が顎の関節が外れた（顎関節脱臼）状態です。脱臼状態が長引くと、周囲を取り巻く靱帯や咀嚼筋が伸ばされてしまいます。早急な処置が必要です。

2　顎関節症とは

顎関節症は、顎関節や咀嚼筋の痛み、顎関節の雑音、開口障害など顎運動の異常を起こす障害の診断名で、その病態は咀嚼筋痛障害、顎関節痛障害、顎関節円板障害および変形性顎関節症とされています[2]。

顎を動かしたり、噛んだりしたときに顎関節や咀嚼筋が痛む、顎を動かすと音がする（関節雑音）、口が大きく開けられない（開口障害）といった症状を、**顎関節症の三大症状**と呼んでいます。顎関節症と診断するには、この三大症状のうち1つ以上が存在することが必要です。したがって、三大症状が1つもなく、首や肩が痛むといった症状を呈するものを顎関節症とはいいません。症状が出るのは、顎関節と咀嚼筋に限定されます。顎関節症というのは、つかみどころのない病気のように思われがちです。「顎関節症のせいで偏頭痛が止まらない」とか、「顎関節症のせいでめまいがする」などと言われることがあるのですが、そもそも顎関節症は顎関節および咀嚼筋に症状が出るものであって、その他の部位に症状が出るものを顎関節症とは呼ばないのです。

③ 顎関節症の病態分類

たとえば、手首をひねって痛みが出たとします。病態は「痛み」です。しかし、もしかしたら手首の関節にも異常があるかもしれません。顎関節症の病態も同じように、痛みと、関節円板や骨の異常があります。

①痛み	②顎関節の異常
●咀嚼筋痛障害	●顎関節円板障害
●顎関節痛障害	（復位性・非復位性）
	●変形性顎関節症
	（骨の変形）

①痛み

まず、痛みがどこにあるのか、咀嚼筋なのか、顎関節なのかで分けられます。どちらも、下顎を動かしたり、下顎に負荷を加えたりしたときに生じる痛みです。硬いものを噛んだとき、大きく口を開けたときや、前後左右に動かしたとき、食いしばるとき、会話中、あくびをするとき痛みが出ます。下顎に負荷をかけなくても痛みがある、つまりじっとしていても痛みがある場合は、顎関節症ではない可能性があるということになります。まれに何もしなくても痛い場合があるのですが、下顎を動かしたり負荷をかけたりすると痛みが変わります。それが顎関節症です。何もしなくても痛みがあり、強く噛んでも痛みが変わらない場合は顎関節症ではないかもしれません。別の病気を疑う必要があります。

②顎関節の異常

MRI（Magnetic Resonance Imaging）で顎関節症患者を調べた研究では、77～85.2％に関節円板転位がみられるようです[3-5]。顎関節症患者とは、前述の三大症状の1つ以上がある人です。しかし、顎関節に異常がある人すべてに症状があるとは限りません。無症状の人もいます。その人たちは日常生活を問題なく送れているので、臨床的には顎関節症患者にはなりません。病院に行くこともありませんし、検査を受けることもないので、顎関節症と診断されることがないのです。無症状（顎関節症の症状がない）の健常者にMRI検査をしたという研究[3-5]があります。この研究で33.0～35.0％の人たちに関節円板転位がみられました。関節円板転位は珍しくないことがわかります。そして、関節円板転位があるからといって、必ずしも症状が出るわけではないことがわかります。

顎関節円板障害(復位性・非復位性)

顎関節の異常でもっとも多いのは**関節円板前方転位**です。関節円板は、下顎窩と下顎頭の間にあり、下顎頭上部を帽子のように覆っています。その関節円板が前方にずれてしまう状態を、関節円板前方転位といいます。復位性と非復位性があります。関節円板が後方に転位することはほとんどなく、あってもわずか0.7％程度とされています[6]。

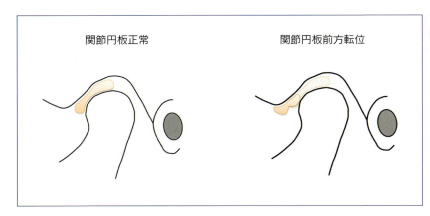

下顎窩と下顎頭の間にあるべき関節円板が前方に移動してしまった状態を、顎関節円板障害と呼びます。
(筆者作成)

復位性顎関節円板障害

閉口時、関節円板が前方転位しているものの、開口すると下顎頭の上に関節円板が乗り、下顎窩との間に戻るものを、**復位性顎関節円板障害**と言います。復位というのは「元に戻る」という意味です。しかし、閉口するとまた関節円板は前方に転位し、下顎頭と下顎窩に挟まっていない状態になります。開口時に関節円板が元に戻ったり、閉口時に再び転位したりするとき、「カクン」とか「パキッ」という音がすることがあります。これは**クリック音**と呼ばれるものです。開口するときと閉口するときの両方とも音がすることがあります。片方だけの場合もあります。両方鳴らない人もいます。クリック音がないからと言って、顎関節円板障害でないとはいえないということです。

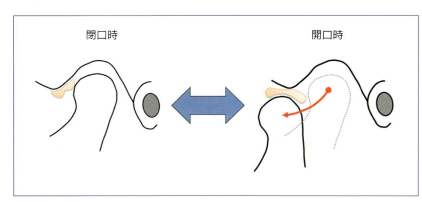

閉口時は関節円板が前方に移動してしまっているが、開口すると下顎窩と下顎頭の間におさまるのを、復位性顎関節円板障害と呼びます。
(筆者作成)

非復位性顎関節円板障害

閉口時に関節円板が前方転位しており、開口時も前方にずれたままという場合があります。関節円板が前方にあるままだと、制限がかかり下顎頭が前方にいけない（十分滑走できない）ので口を大きく開けられなくなります。これが**開口障害**です。左右両側に起きることもありますし、片側のみに起こることもあります。開口時下顎がまっすぐ下方にいかず左側にずれるのなら、左側顎関節に障害があることが推測されます。この、顎関節円板が元に戻らないものを、**非復位性顎関節円板障害**と呼びます。

閉口時も開口時も関節円板が移動しています。開口しても閉口しても関節円板の位置が戻らないものを非復位性顎関節円板障害と呼びます。
（筆者作成）

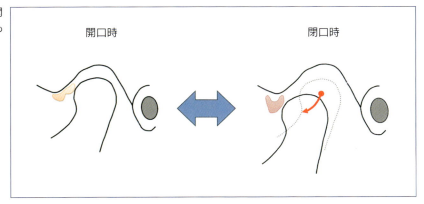

変形性顎関節症

変形性顎関節症とは、下顎頭の変形をともなうもので、非復位性顎関節円板障害と関節雑音をともなうことが多いです。「ジャリジャリ」「ガリガリ」という擦れるような雑音を**クレピタス**と呼びます。非復位性顎関節円板障害の状態が続くことで、下顎頭が変形を起こすことが多いです。クレピタスも痛みも開口障害もまったくない、無症状の人もいます。

変形性顎関節症には、①**骨びらん（Erosion）**、②**皮質下囊胞（Subchondral cyst）**、③**下顎頭骨硬化（Generalized sclerosis）**、④**骨棘（Osteophyte）**、⑤**萎縮（Atrophy）**があります。一番気をつけなければいけないのは、骨びらんです。これは下顎頭の表面にある皮質骨が失われている状態です。骨の表面にある硬い部分が溶けるように失われていて、内側の比較的柔らかいところが露出しており、進行性であることが疑われます。エックス線写真では下顎頭上部がモヤモヤとしていて、白線と呼ばれる硬い部分を示すラインが喪失しています。②〜⑤は表面にある皮質骨はあって、比較的安定しています。エックス線写真では皮質骨を示す白線が確認され、変形は起こしたものの、この形で安定していることがわかります。

関節円板が転位し、下顎窩と下顎頭が擦れることで下顎頭に変形が起こります。
（筆者作成）

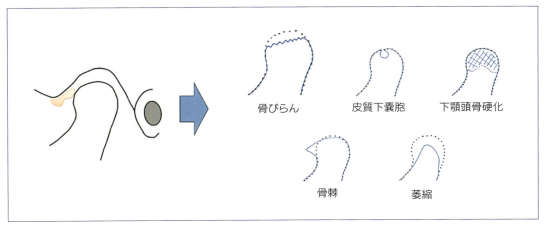

4 顎関節症の割合

男女の割合

　顎関節症は、女性が46.0%、男性28.2%と圧倒的に女性のほうが多い病気です[7]。具体的には、咀嚼筋痛障害は女性30.6%、男性16.7%、顎関節痛障害は女性16.9%、男性13.1%、顎関節円板障害は女性23.3%男性12.4%、とどの病態で見ても女性のほうが多いです。年齢別にみても、女性のほうが多く、ピークは20〜30代で、60代くらいで少し増加していますが、年齢とともに減ってくることがわかります。急激に患者数が増えるのは思春期です。また、閉経後は閉経前の2倍[8]、骨粗鬆症があると2.3倍[9]、関節リウマチの病歴が長いと約2.5倍[10]になるとされています。

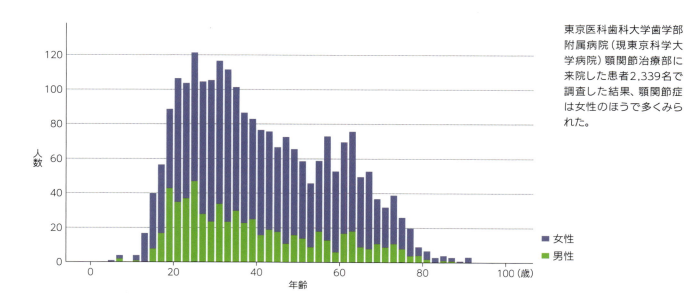

東京医科歯科大学歯学部附属病院（現東京科学大学病院）顎関節治療部に来院した患者2,339名で調査した結果、顎関節症は女性のほうで多くみられた。

病態の割合

　クリック音はするけれど、他に症状のない人たちが治療せずに過ごした場合、非復位性顎関節円板転位、つまり関節円板が前方にズレたままになってしまい、口が開かなくなるようなことは少ないです[11,12]。また、間欠ロックと言って、いつもはカクカク鳴っていても口を開けられるが、たまに引っかかって開きにくくなるという人たちも、多くはそのままで、どんどん重篤な症状を呈するようになることも多くはありません[13]。さらに、非復位性顎関節円板障害で口が開かない人たちは、急性期でも2週間で6割が改善し[14]、2年では8割に開口量の増加が見られるとされています[15]。これは関節円板が元の位置に戻ったからではなく、関節円板はずれたままですが、下顎頭の滑走量が増えて口が開くようになるということです。

　顎関節症の多くは、痛いとか口が開きにくいという症状が長期にわたるという疾患ではないことがわかります。もちろん、中には長く続く患者さんもいますが、それほど多くはありません。

5 顎関節症の原因

必須の原因はない

　う蝕はシンプルな病気で、主に精製された糖によって起こります。砂糖を含む発酵性糖質の量と頻度によるものなので、これらの摂取を控えれば予防につながります。一方、顎関節症には必須の原因が存在しません。つまり、「これがあると必ず顎関節症になる」という原因はありません。また、「これがなければ絶対に顎関節症にはならない」というものもありません。いくつかの要因が積み重なって起こります。このような病気は**多因子性疾患**と言います。必須の原因を特定することができないので、関係する要因を**寄与因子**と言います。

　顎関節症に影響する寄与要因があったとしても、個人の「耐久力」があれば症状は出ません。関節円板がずれていても、問題なく開口できる人もいます。少しでも開口しにくいことを気にする人がいますし、まったく気にしない人もいます。それほどずれていなくても、痛みを感じる人もいます。小さな痛みを気にする人がいれば、気にしない人もいます。影響する要因はさまざまありますが、その人が顎関節症だと感じているかどうかと、実際「顎関節症」なのかはずいぶん違うのです。

「顎関節症」という症状が現れるかどうかは、寄与因子がその人の耐久力を超えるかどうかによる。

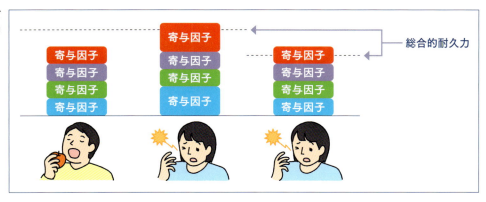

顎関節症の寄与因子

　悪い噛み合わせは顎関節症の主な寄与因子となるのでしょうか。顎関節症と咬合についての研究は古くからされていますが、現在のところは、システマティックレビューという信頼度の高い調査で、顎関節症において、咬合は主要な役割を果たしていると仮定する根拠はないとしています[16]。咬合は顎関節症にまったく関係がないわけではありませんが、主役になるとは言えません。

①**行動要因**
- 睡眠時ブラキシズム
- 覚醒時ブラキシズム
- 習癖（片側だけで噛む、硬いものを噛む、ガムなど習慣的に噛む、頬杖、鉛筆や爪を噛む）
- 管楽器、バイオリンなど楽器の演奏、物を噛んだりくわえる仕事

②**環境要因**
- 行動増加要因（長時間のデスクワークやゲーム、細かい作業などの集中作業）
- 外的外傷（激しいスポーツ、事故）

③**宿主要因**
- 咬合、解剖学的・生理学的要因、疼痛感受性、心理・精神的要因

6 TCH（Tooth Contacting Habit）との関係

歯を当て続けていると、顎関節症につながる可能性も

　近年、パソコンで仕事をする人やゲームを長時間する人が増えています。その間、歯を当て続けている人は多いです。この歯を当て続ける癖を**TCH（Tooth Contacting Habit）**といいます。
　そもそも上下の歯は、食事以外の時間は当たっていないはずです。患者さんにそのように伝えると、「親からよく『口を閉じなさい』と言われたのに意外だ」と言われることがよくあります。「口を閉じたら歯は当たってしまう」と思っているのです。「唇は閉じたままで、歯と歯は接触しない」と伝えると、驚かれます。筆者（井上）は「硬い歯と歯を、強く食いしばらないとしても長時間当てていると、歯にひびが入ってしまい割れてしまったり、顎の病気になったりすることもある」と話しています。
　Tooth Contact（歯が当たる）→持続すると→Tooth Contacting（歯を当て続ける）→習慣になると→Tooth Contacting Habit（歯を当て続ける癖）になります。

DH's POINT　TCHへの対応

　うつむく姿勢、不安定な義歯、不安定な咬合だとよく歯を接触させます。また、緊張、集中作業、ストレスでもTCHは起きやすくなります。
　TCHはゼロにする必要はありません。歯が当たることをゼロにすることが目標ではなく、当てる時間を短くすること、当たる力を小さくすることが目標です。また、患者さんが「自分で歯を当てている」と知ることが大切です。そのために「リマインダー（合図）を使い、今歯が当たっていないか気づくようにしましょう」と指導をしています。筆者（井上）は「黄色いポストイットをよく見るところに貼ってください」と伝えています。スマホ、電気のスイッチ、テレビ、洗面所の鏡、キッチンのよく使う収納扉など、よく見るところに貼っておき、それを見たタイミングで、歯が離れていることを確認してもらいます。当たっていたら離します。黄色は注意の色です。目を引く色なので、街を歩いていると、よく黄色いものを見ます。そのたびに、歯が離れていることを確認します。「自転車や車の運転、みじん切りや炒め物など料理、ゲームやスマホなどに集中している時間に当てやすいので注意してください」とお話ししています。集中する作業が多い人は、キッチンタイマーやスマホのアラームなどを合図にしてもよいです。

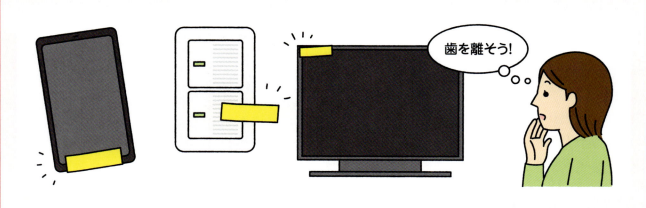

7 顎関節症の治療

次に、顎関節症の治療の流れを説明します。〇がついているものは、歯科衛生士ができる項目です。たくさんあることがわかるでしょう。

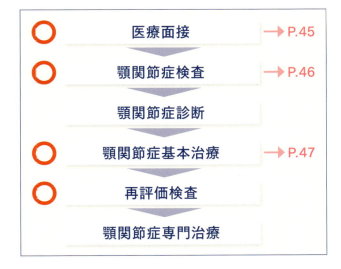

医療面接

以下のような質問項目を確認します。

1. 症状について
① 顎関節やこめかみ、頬の辺りに最近痛みがありますか？（過去30日間で）
② 顎を動かすと痛みが強くなりますか？（大きく口を開けたとき、硬いものを噛んだとき、食いしばったとき、あくびをしたときなど）
③ 顎を動かすと音が鳴りますか？（過去30日間で、口を開け閉めしたとき、食事中など）
④ 口が開きづらくなったことはありますか？（過去に）
⑤ 現在、口が開かなくなって食べにくいですか？
⑥ 口が開かなくなる前に、顎関節で音がしていましたか？

2. 寄与因子について

(1) 行動要因
①睡眠時ブラキシズム
● 歯ぎしり音の指摘（過去3ヵ月、週に3〜4回以上）
● 起床時の顎や歯の症状（過去3ヵ月、週に3〜4回以上）
● 睡眠時無呼吸（いびき、息苦しさ、日中寝てはいけない時に眠くなる傾向）＊
● 胃酸の逆流（胸やけ、咽頭部のヒリヒリ感）＊

②覚醒時ブラキシズム
● 上下の歯の接触頻度（説明をして次回に確認してもよい）
● 日中や夕方の顎の疲労感
● 上下の歯列を離した際の不快感

(2) 環境要因
（顎関節の不調が出る前に起こったことについての質問）
● 生活環境の変化はありますか？
● 集中することが増えていませんか？
● 仕事など忙しくなっていませんか？
● ストレスが増えていませんか？
● 心配事が増えていませんか？
● 睡眠はよく取れていますか？

＊睡眠時ブラキシズムに影響する可能性がある質問。

顎関節症検査

1. 痛いのはどこなのか

指先で示してもらう。いくつかあればすべて示してもらう。その後、術者も触って「この場所ですね？」と確認する。

2. 痛みの強さ

痛みは感覚であり本人にしかわからないため、以下のようなスケールを使うとよい。患者に「あなたが感じている痛みはどのくらいの強さですか？」と質問して、あてはまる数字を示してもらう。

痛みを測るスケール　Numerical Rating Scale：NRS
「あなたが感じている痛みはどのくらいの強さですか？」

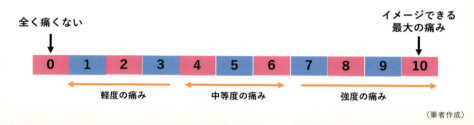

（筆者作成）

3. 下顎頭の動きと雑音

（1）大きく口を開けたときの下顎頭の動き
❶ 関節隆起を超えているか？
　（下顎頭の後ろが窪むか）
❷ 左右の動きは同じくらいか？

（2）開閉口および前左右運動での雑音
❶ クリック音があるか？（左右どちらか）
❷ クレピタスがあるか？（左右どちらか）

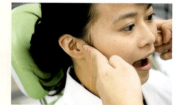 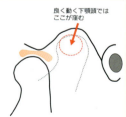

人差し指の先を顎関節上に置き、指を尾翼方向に向けます。患者さんに口をゆっくり開け閉めしてもらい、下顎頭が指の第一関節付近まで動くかどうか調べます。

（筆者作成）

4. 痛みの誘発検査（どこが痛いのか、いつもと同じ痛みなのか）

（1）口を大きく開ける（上下の切歯間距離を測る）
❶ 痛みのない範囲で最大
❷ 痛みを我慢して最大（痛みがあるのか）
❸ 強制的に最大（痛みがあるのか）
❹ まっすぐに開けられるか（まっすぐ、右に曲がる、左に曲がる）

（2）顎を前左右に動かす（どのくらい動くのかも確認する）
❶ 下顎を前に動かす（痛みがあるのか）
❷ 下顎を右および左に動かす（痛みがあるのか）

（3）咀嚼筋や顎関節を押すと痛みがあるのか
（いつも痛い場所なのか）
押したときに痛みがあるのか、痛みがある場合は「ここはいつも痛みますか？」と聞く。

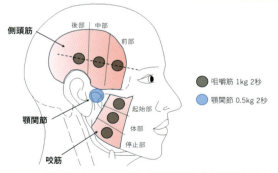

側頭筋は眉毛から1cmほど後方から3点を押します。咬筋は食いしばった際に一番膨らむ部位と上下2点を押します。押す力は1kgで2秒です。1kgはかなり強い力になります。顎関節も押す時間は同じですが、力は半分の0.5kgです。

（筆者作成）

顎関節症基本治療

　顎関節症の基本治療でまず行うのは「疾病教育」です。そのあとはセルフマネジメント、つまり患者さん自身に取り組んでもらうことになります。

疾病教育

　医療施設を受診する顎関節症の患者さんは自覚症状があります。顎関節や咀嚼筋に問題があっても、自覚症状がなければ受診がないので患者さんにはなりません。う蝕も歯周病も自覚症状が出にくいという特徴をもつ病気なので、痛くもないし噛めなくもない期間が長く、患者さんのモチベーションが上がりにくい病気です。よく聞く病気なので症状が出なければ気にしない人も多いです。しかし、医療施設を受診してくる患者さんは自覚症状があることがほとんどなので、なんとかしたいと思っていますから、たいていモチベーションは高いです。顎関節症もそうです。そのような患者さんに対して、まずこの病気がどのようなものなのか伝えることが大切です。あなたはこのような症状がありますよね。それはこういう病気だからなのです。

病態治療・病因治療

　治療は訴えている症状に対する病態治療になります。そして、そもそもの原因に対する病因治療が行われます。スプリントを使っている患者さんはいますが、何のために使っているのかを理解している人は少ないです。スプリントを作ったところで、気持ちが悪いと

急性期の対応

　症状が出てばかりの急性期（2週間くらい）は安静です。大きく口を開かないようにします。あくびをする時には下を向いてもらいます。すると口が開きにく

変形してしまった骨や、転位してしまった関節円板は元には戻りません。関節円板は血管がほとんどないので、自己修復能力がありません。しかし、そのままでも問題ないことが多いです。重要なのはQOLの改善です。関節の構造に問題は残っても、生活に支障がなければいいでしょう。

　また、機能的な問題だけではなく、心理的な問題もあります。「この痛みはどんどん大きくなってしまうのではないだろうか」「命にかかわるような病気じゃないだろうか」と不安なままだと、普段の生活に支障も出るでしょう。きちんと説明をし、不安を拭ってあげる必要があります。どういう病気なのかを正しく理解することで、得体の知れないものに対する不安を消してあげることができます。なんだかわからないから不安になるのです。

か、めんどくさいので使わなくなる人もいます。最初に装置を装着する目的をしっかり伝えます。「この目的のための装置です。忘れずに使用してください。いいですか？」と同意をとります。この段階があるからこそ、患者さんの協力が得られるのです。

くなります。食事は辛くないものを食べればいいです。どうしても痛みが取れないときは鎮痛剤の処方になりますが、たいていは動かすと痛いので、できるだけ安静にするよう指導するのがよいでしょう。

リハビリテーション

急性期が過ぎたら，今度は関節や筋肉を動かす訓練（リハビリテーション）を開始します。まず、開ける訓練をします。開けようとすると痛みがあるので患者さんの同意が得られにくいのですが、開けないでいると、もっと開かなくなり、動かしたときの痛みが戻らないことが多いです。まず両手の指を使い、口を開ける訓練を1日に3〜5回行ってもらいます。上の歯と下の歯に指をかけ、痛みがあるところまで指で口を開けます。1回に10〜15秒、5回繰り返します。雑音がしたり、しばらく痛みが残ったりすることがあります。体の硬い人がエクササイズをすると痛みが出ますよね。それと同じことなので、心配しないようにと患者さんに伝えておきます。

咬合調整は必要か？

痛みのある顎関節症患者に咬合調整は必要でしょうか。日本顎関節学会の「顎関節症患者のための初期治療診療ガイドライン3」では、顎関節症患者において、症状改善を目的とした咬合調整は「行わないことを推奨する」としています[17]。絶対にやってはいけないわけではありませんが、もしやるのならそれなりの理由と説明が必要です。

---

8 顎関節症の予防

顎関節症を予防するためには、まずは日頃から大きく口を開けるようにすることです。しかし、人生100年時代、関節も長く使わないといけません。使っていると痛みます。反復運動のように無駄に開閉を行わないこと。そして、日頃から歯と歯を当てないこと。しょっちゅう頬杖をつくなど、顎を圧迫するような癖も注意です。集中する作業中に噛み締めることもあるので、気をつけるよう指導します。

❶ 日頃から大きく口を開けるようにしましょう
❷ 食事はよく噛んで食べましょう
❸ 食事以外では歯を当てないようにしましょう
❹ 車の運転など集中する時、歯が当たっていないか気をつけましょう
❺ ストレスを溜め込まないようにしましょう

まとめ　顎関節症は、とらえどころのない疾患のようですが、そこまで恐れることはなさそうです。口がまったく開かないとか、痛くて何も食べられないといった重篤な症状が出る人はそれほど多くないですし、その症状はずっと続くわけでもなさそうです。朝起きたら口が開けにくくなって「何これ！これからどうなってしまうの！」と不安に思っている患者さんに、「大丈夫ですよ」と伝えてもいいみたい。朗報です。

CHAPTER 5

歯内療法、エンドペリオについて、おさらい

現在の「歯内療法」は、昭和の時代の「根治」とはずいぶん変わりました。手用のリーマーやファイルで根管拡大をし、そのサイズに合わせて手作りの綿栓で貼薬や乾燥を行い、水酸化カルシウムなどの各種粉剤を詰めて終わるという、いわゆる「根治」の時代がありました。しかし、現在は厳密な感染除去と感染予防が求められるようになり、使用する道具や材料も変化してきました。治療中に根管内に唾液が入り込むとか、治療期間内に仮封が外れるというのは、もはや本来の歯内療法において許されません。保険診療の縛りはありますが、本来の歯内療法と、私たちがよく悩むエンドペリオについておさらいしましょう。

井上 和
ぶっちゃけK's seminar主宰
歯科衛生士

伊藤創平
医療法人社団創世会
ITO DENTAL OFFICE［千葉県］
理事長・歯科医師

1 歯内療法とは

歯髄炎、根尖性歯周炎に対する治療

　歯内療法とはその字の如く歯の内部（歯髄）と、歯根の周囲組織に関連する両方の疾患（歯髄炎、根尖性歯周炎）を診断し治療する専門分野を指します。

　歯髄炎は主にう蝕の進行、外傷、経年劣化によるひび割れ（マイクロクラック）などの感染経路から、細菌の出す内毒素（エンドトキシン）や細菌自体が歯髄を刺激し、その反応として炎症性物質（サイトカイン、プロスタグランジンなど）が産出され、歯髄（神経、血管、リンパ管を含む歯髄組織）が刺激や感染を受けることで起こります。最終的には歯髄壊死に至ります。

　根尖性歯周炎は歯髄炎と同様に、増殖した根管内細菌が産出する毒素や代謝産物が原因です。それらが根尖から歯根膜や周囲の骨に広がり、組織破壊や免疫反応を起こすことによって起こります。

　歯髄炎や根尖性歯周炎の症状としては、歯痛（冷たいものや温かいものに敏感）、持続痛（温度刺激が取り除かれたにもかかわらず持続する痛み）、自発痛の既往、咬合痛、関連痛（頭痛や頬、顎の痛みなど）、サイナストラクト（瘻孔）、歯肉の腫脹などです。重度になると、顔面の腫脹に至る場合もあります。

歯髄炎は文字通り歯髄の炎症です。炎症が広がると歯髄壊死を起こします。全部が壊死することもありますし、一部が残ることもあります。根尖性歯周炎は、根尖から歯根膜、骨にも炎症が広がった状態です。

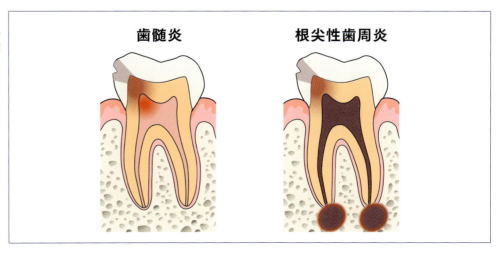

歯髄炎　　　根尖性歯周炎

歯内療法の目的

歯内療法の目的は主に2つあります。まず1つが<mark>疼痛管理</mark>です。患者さんにとって一番のストレスは痛みです。歯髄炎や根尖性歯周炎は強い痛みが出たり、その痛みが続いたりすることがあります。他院で治療を受けたにもかかわらず、痛みが続き、転院してきたという患者さんの話を聞くことは少なくありません。患者さんにとってもわれわれ術者にとっても目先の痛みをなくすことは大切です。

もう1つの目的が<mark>根尖性歯周炎の予防と治療</mark>です。もともと根尖に病変のない症例では根尖性歯周炎にならないような治療をし（予防）、根尖性歯周炎になっている症例では、治癒に導くため根管内の細菌を極力減らすことが歯内療法の主な目的です。

2 歯内療法の3つの治療

①生活歯髄療法

歯髄保存を試みる治療法です。間接覆髄、直接覆髄、部分断髄、全部断髄があります。

②根管治療のイニシャルトリートメント（初回治療）、リトリートメント（再根管治療）

イニシャルトリートメントとは、その歯にとって初めての根管治療をすることを言います。

リトリートメントは、以前に1回以上根管治療が行われた歯の再治療を指します。補綴処置がされているのに根尖に炎症が起き、補綴装置や既存の根管充填材を除去して根管治療をすることもここに含まれます。

③外科的歯内療法

歯根端切除術や意図的再植術を主とする処置です。

これらの治療を総称して歯内療法と呼びます。それぞれの治療法について説明します。

①生活歯髄療法

広範囲なう蝕や外傷による露髄はあるものの、正常歯髄が残存していると思われる歯に対し、感染象牙質や炎症を起こしている歯髄を除去し、緊密な封鎖をすることにより歯髄保存を行う方法です。しかし、「不可逆性歯髄炎」、つまり元に戻ることのない歯髄炎と診断された場合は、時間の経過とともに歯髄壊死へと移行する可能性が高いため、一般的には歯髄保存ではなく根管治療を選択します。

歯髄を保存するかしないかを決めるためには、問診や歯髄検査をしっかり行うことが重要です。

- ●温度刺激による激痛
- ●自発痛の既往
- ●持続痛
- ●関連痛

歯髄保存の可否を決める不可逆性歯髄炎診断のポイント。上記のいずれか1つでも該当すれば、不可逆性歯髄炎と診断されます。

生活歯髄療法の術式。

❶ う蝕部位をすべて取り除きます。
❷ 露髄をした場合は、露髄面を次亜塩素酸ナトリウム溶液により洗浄します。歯髄が止血可能な場合は歯髄を保存する処置を進めます。出血がおびただしい場合や排膿、腐敗臭、露髄面が正常でない場合は、さらに断髄を進めるか、治療法を変更して根管治療に移行するかの判断をします。断髄（歯髄の一部をカット）するような場合は、う蝕除去に使ったバーではなく新品のバーに交換し感染防止に留意します。
❸ 露髄していない場合は間接覆髄を行います。露髄をした場合は次亜塩素酸を染み込ませた綿球にて止血ができるかを確認します。止血確認後に生体親和性と封鎖性が高いケイ酸カルシウム系材料（MTA、バイオセラミックパテ）で露髄面を充填、封鎖し、セメントやレジンにて充填します。
❹ 術後は細菌漏洩により歯髄へ感染が起きないよう、仮封や歯冠修復の適合、緊密さが重要です。また、感染防止の観点からできるだけ速やかに最終修復を行うのが基本です。

②根管治療

主に不可逆性歯髄炎や歯髄壊死、根尖性歯周炎に対して行われます。根尖性歯周炎は炎症が根尖まで進んだ状態で、たいていはエックス線写真で根尖透過像が確認できます。拡大形成、洗浄、貼薬の3つを駆使して根管内細菌の除去と減少を図り、根管内に再度細菌が増殖しないよう緊密に根管充填をします。

根管治療の術式。

❶ 既存の修復物とう蝕を徹底的に除去します。健全歯質のみが残った状態で隔壁を製作します。ラバーダム防湿は可能な限り早い段階で行います。
❷ リーマー、ファイルなどを用いて根管拡大形成を行います。このステップは根管内容物（細菌、歯髄組織、既存のシーラーや根管充填材など）を除去するクリーニングの役割と、根管洗浄や根管充填をしやすいように形を整えるために行います。
❸ 根管洗浄は、「殺菌」「スメア層の除去」「組織（壊死歯髄など）溶解」の3つの意義があり、次亜塩素酸溶液とEDTA溶液を組み合わせて使用するのが一般的です。ファイルの号数を上げるタイミングなどの治療中や治療終了前に行います。
❹ 根管貼薬は行う場合と行わない場合があります。即日根管充填が行われる場合は行いません。根管充填まで2回以上ある場合は、主に水酸化カルシウムによる根管貼薬が行われます。その後の仮封の精度は次回来院時までの細菌侵入を防ぐために非常に重要です。絶対に「仮づめが取れました」というようなことにならないようにしないといけません。
❺ 細菌の侵入や増殖をさせないよう、再感染防止のために緊密に根管充填を行います。

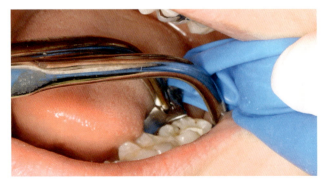

クランプにラバーダムシートを取り付け、患歯に装着します。唾液が患歯に流れ込まないよう、ファイルや洗浄液が口腔内に落ちないよう、患歯と口腔内とが隔てられた環境を厳密に用意します。

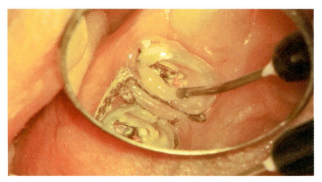

残根状態で歯の高さがないため、レジンにて隔壁製作。隔壁によりラバーダムクランプがかかりやすく、根管洗浄液が貯留しやすくなり仮封の厚みの確保ができるなど、処置全般を確実に行えるようになります。

③外科的歯内療法

　主に**歯根端切除術**と**意図的再植術**の2つがあります。通常の根管治療とは逆に、根尖方向から細菌の除去と封鎖を行う処置です。現代の歯根端切除術の成功率は従来の約60％から約90％と高くなりました[1]。そのため、外科的歯内療法によって根尖性歯周炎をかなり解決できるようになりました。根尖性歯周炎を理由に抜歯することは少なくなっています。

　実際に、専門医は1番から6番を歯根端切除術、7番を意図的再植術、と特別な場合を除いてすべての歯牙に外科的歯内療法を適用することができます。そのため、==「根の先の病気が大きいので抜歯です」という説明は、現在は通用しない==ということを知っておく必要があります。自分の医院で治療ができなければ、専門医を紹介することで抜歯をしなくて済むかもしれないということです。抜歯を検討する症例は、残存歯質が少なく歯冠修復が不可能な場合や、そもそも重度の歯周炎の場合、垂直性歯根破折をしている場合のみになってきています。

　ただし、この約90％という外科的歯内療法の成功率はマイクロスコープやルーペによる拡大視野下で、超音波チップによる逆根管形成を行い、封鎖性の高い逆根管充填を行った場合です。専門的なトレーニングや診療環境、機材が必要です。==すべての歯科医院で9割の成功率というわけではありません。==

　以前、逆根管窩洞形成はバーで行われていましたが、現在は逆根管形成用の超音波チップが使われます。逆根管充填材も以前は封鎖性が充分とは言えないアマルガムが用いられていたため、細菌漏洩を防ぐのは難しかったのですが、現在はMTAセメントやバイオセラミック材料といった生体親和性にも優れるケイ酸カルシウム系材料（バイオセラミック材料）を用いることにより高い封鎖性を得ることができるようになりました。マイクロスコープや拡大鏡も以前と比べて10倍以上となり、見落とされていた根管やクラックを確認することができるようになりました。

---

❶ 麻酔後、歯肉を剥離します。
❷ 根尖相当部位の骨削除を行い、根尖を約3mm切除し肉芽を掻爬します。
❸ 根尖部をメチレンブルーで染色し、根尖性歯周炎の原因を確認します。
❹ 染色された汚染部位や既存の充填物を超音波チップによる逆根管形成で清掃し、生体親和性と封鎖性の高いバイオセラミック材料（MTAセメントやバイオセラミックパテ）を逆根管充填します。
❺ 歯肉を縫合します。

外科的歯内療法の術式。

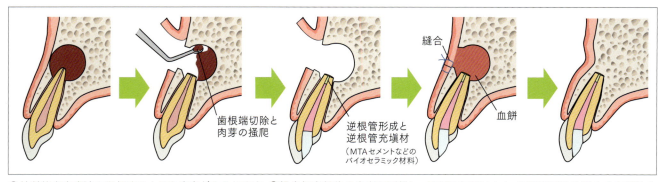

①外科的歯内療法を選択するような病変がみられます。②根尖相当部位の歯肉を剥離し、骨削除を行います。③汚染部位や既存の充填物を除去し、清掃を行います。バイオセラミック材料により逆根管充填を行います。④歯肉弁を閉じます。骨削除した部位には血餅が溜まります。⑤その後、骨削除した部位が骨になります。

③ 歯内療法の新常識

マイクロスコープ

　マイクロスコープの使用は根管治療の成功率を上げることが期待できます。

　まず、根管形態の複雑さについて考えてみましょう。たとえば、筆者らは学生時代に上顎第一大臼歯は3根管と習いました。しかし現在、その約90％にMB2（近心頬側の2番目の根管）という4根管目があるという報告があります[2]。

　それでは、下顎前歯はどうでしょう。1根管ですよね。しかし、下顎中切歯と側切歯両方で34％が2根管であったという報告があり[3]、歯種別では下顎中切歯で50％、下顎側切歯では38％が2根管ないしは3根管であった[4]という調査もあります。実際に、下顎前歯のSRP時にキュレットを根面に当てると、近遠心に凹みがあることがあります。もし根管が見落とされて未処置となると、その根管内の細菌が残存するため、根尖性歯周炎が再発症する可能性が高まります。根管を見落とすことで起こる根尖性歯周炎の有病率は約80％になるという報告もあります[5]。

　さて、マイクロスコープの使用は根管の見落としを少なくするでしょうか？実際にマイクロスコープと2倍のルーペを比較した報告では、MB2の発見率において、マイクロスコープの使用がはるかに有用であるとされています[6]。そのため、==複雑な形態を持つことの多い上下大臼歯や下顎前歯に対するマイクロスコープの使用は根管治療の成功率を高める==と考えられます。

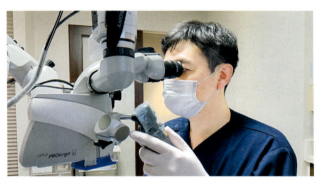

マイクロスコープは拡大視野を得るだけでなく、視線と光源が同軸（光が奥まで届く）という性質から細かな作業を要求される歯内療法分野に強力な武器となっています。また、使用時の自然な姿勢が集中力の持続や身体的負担を軽減する利点もあります。記録媒体としても有用で、患者さんへの説明にて信頼関係を築けて、セミナーなどの教育ツールとしても有効です。

貼薬剤の選択

　昭和の歯科医院には特有の匂いがありました。その原因のひとつが根管貼薬に使用されるFC（ホルムクレゾール）やFG（ホルマリングアヤコール）でした。しかし、ホルムアルデヒドの発がん性やアレルギーのリスク、また血流に乗って根尖から全身に波及することによる健康リスクを考慮し、現在では使用が控えられています。

　また、抜髄の際、神経を殺す薬（失活剤）を貼薬剤として用い、次回来院までに神経を失活させ、スムーズに抜髄するというやり方がありました。代表的な失活剤としてパラホルムアルデヒドがあります。

しかしながら、アメリカ歯内療法学会（American Association of Endodontists：AAE）はそのポジションペーパー[7]のなかで==パラホルムアルデヒドは安全とは言えないため、使用を避ける==ことを推奨しています。その理由として、根尖周囲の結合組織および骨の破壊、難治性疼痛、下顎および上顎神経の知覚障害、上顎洞の慢性炎症をもたらす可能性や、血液、リンパ節、副腎、腎臓、脾臓、肝臓、脳といった全身にまで浸透するという見解を出しています。主成分がパラホルムアルデヒドであるペリオドンの使用は避ける、となっていることも知っておいてください。

4 歯内療法の変わらないもの

無菌的処置の重要性

　歯内療法における疾患の原因は細菌感染です。とにかくこの大原則を覚えておいてください。根管治療においては、①根管内に新たに細菌を入れない（根尖性歯周炎の予防）、②根管内の細菌を減らす（根尖性歯周炎の治療）、の両輪が大切です。

　ラバーダム防湿をしていても、クランプの隙間から細菌を含む唾液や歯肉溝滲出液が入り込むようなら、ラバーダムの意味はありません。また、唾液が付着したグローブで、ファイルにカーブをつけるような行為は、結果としてグローブに付着した細菌を根管内に押し込むことになってしまいます。歯内療法とは細菌との戦いであるにもかかわらず、治療によって根管内に細菌を入れてしまっては、何のための治療なのかわからなくなってしまいます[8]。

　重要な研究があります。無菌環境と通常の環境の2つに置かれた複数のラットの歯に、実験的にラウンドバーで歯髄まで達する穴を開けました。歯髄を超えて穿孔したものもありました。歯髄と根尖周囲組織にダメージを与えたまま仮封をせずに放置しその変化を観察しました。通常環境下にいるラットには口腔常在菌がいるため歯髄は炎症を起こし、その後歯髄壊死、または根尖性歯周炎になりました。一方、口腔常在菌のいない無菌ラットの歯髄や根尖周囲組織には、生体が形成する硬組織（デンチンブリッジ）ができました。また、穿孔部も問題は起きず、根尖性歯周炎は発症しませんでした[9]。

　この実験からわかるように、歯内療法の問題は細菌で、治療中に医療者がいかに根管内に細菌を混入させないかが重要なのです。

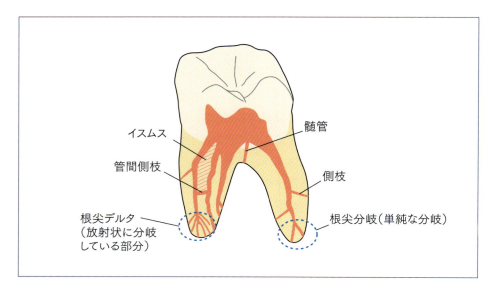

根管はメインストリートのみの単純な形態ではありません。湾曲していたり、側枝や根尖分岐のように枝分かれしていたり、網目状になっていたりする根管もあります。このような複雑な根管に対し、治療中さらに細菌を入れることがないようにする必要があります。

無菌的処置のためのポイント

徹底したう蝕除去

う蝕検知液を用いながら、確実に除去を行います。う蝕が残った状態では、う蝕中の細菌が根管内に流入してしまいます。根管治療の第一歩は徹底的なう蝕除去です。

隔壁の作製

次に、隔壁を作ります。隔壁の作製により、唾液（細菌）の侵入防止と根管洗浄液が貯留しやすくなる効果があります。さらにラバーダムクランプがかかりやすくなり、漏洩防止のための仮封剤の厚みも確保できます。

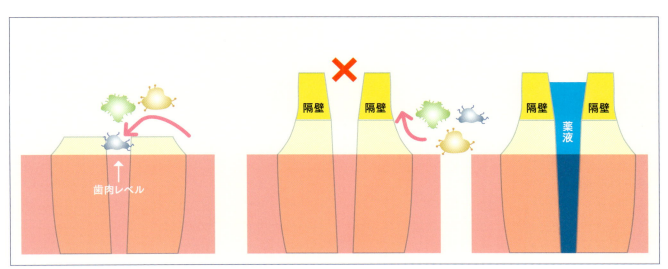

残根状態で歯牙が歯肉レベルギリギリだと術中唾液が入り込んでしまうので、歯牙の縁に隔壁という壁をレジンで作ります。隔壁があるおかげで、ラバーダムクランプもかかりやすくなります。

ラバーダム防湿

唾液（細菌）の侵入防止という感染防止の側面と、根管洗浄液やファイルなどの器具を誤嚥させないようにする事故防止の意味もあります。そのため、上顎前歯のような唾液が入りにくい部位であっても、洗浄液やファイルを使用する以上、この工程を省くことはできません。口唇や粘膜の排除もできるので、術野が見やすくなります。クランプは既製品なので完全な適合は難しく、歯牙とは隙間が生じます。そのため、歯牙の全周に封鎖剤を使用して隙間を塞いで初めてラバーダム防湿が達成できます。患歯、封鎖剤、クランプを30％の過酸化水素水を湿らせた綿球とヨードないしは次亜塩素酸溶液を浸した綿球でさらに清拭します。

クランプが適合せず安定しない場合は、歯肉が傷ついてでもクランプをかけます。根尖からファイルが突き出る瞬間など、治療中に痛みを与える可能性がある根管治療の際は、たとえ再治療であっても術前に必ず頬舌側に麻酔をしておきます。そのため、クランプが歯肉に食い込んでも術中に痛みを感じさせることはありません。また、患者さんには、歯肉の傷は数日で落ち着くこと、歯肉には少し傷ができるものの根管治療を確実に行うために必須であることを事前に説明します。

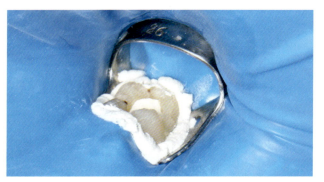
ラバーとクランプだけでは封鎖が不十分なので、患歯の全周に封鎖剤を使用します。（オラシールJ／ULTRADENT JAPAN）

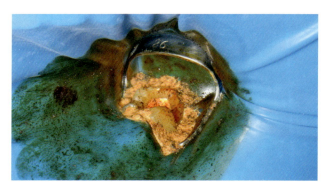
患歯や封鎖剤、ラバーダムシートなどミラーなど器具が触れそうな範囲を30％の過酸化水素水を湿らせた綿球とヨードないしは次亜塩素酸溶液を浸した綿球でさらに清拭してラバーダム防湿が完成します。

治療中の無菌的処置

　細菌を根管内に入れないよう、バー、各種ファイル、洗浄用シリンジなどはディスポーザブルが望ましいです。滅菌されたペーパーポイント、1分間次亜塩素酸溶液に浸漬したガッタパーチャポイントを使用するなど根管内に入る器具や材料には配慮が必要です。

　ディスポーザブルの器具を多く使えば、診療のコストがかかります。どこまで追求するかは院内で決めておく必要があるでしょう。歯内療法に求められるこのレベルを保険診療で完全に行うのは難しいというのが現状です。先に述べたように、専門医への紹介を含めた治療法の選択肢を提示することは、双方にとって大切なことだと思います。

徹底された仮封

　即日根管充填を行わない限り、次回来院まで仮封がされます。漏洩をさせないための仮封剤の厚みは4mm以上とされています[10]。不十分な仮封は次回来院時までに根管内への細菌漏洩を許し、せっかくの治療が台無しになってしまいます。

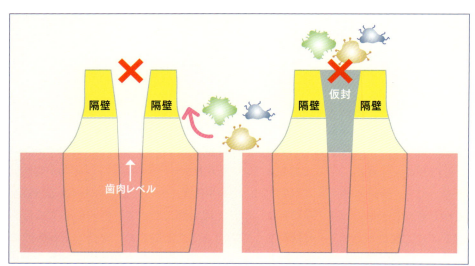

隔壁があると細菌が入り込みにくくなりますし、仮封を確実に行うことができます。

5 歯科衛生士がかかわるエンドペリオ病変

エンドペリオ病変とは

　エックス線写真で大きな透過像を見つけたり、深い歯周ポケットがみられたりすると、重度の歯周炎や歯根破折と診断され、抜歯になることがあります。

　しかし、根尖性歯周炎は歯根膜腔を排膿路として進行することもあり、歯周病ではないのに歯周ポケットが深くなることがあります。また、根尖性歯周炎由来の問題で歯周炎による根分岐部病変のようなエックス線透過像を示すこともあります。このような病態を**エンドペリオ病変**といいます。この病態は**歯内ー歯周病変**とも呼ばれ、歯内療法領域（エンド）と歯周病領域（ペリオ）の病変が絡み合う複合的な病変です。病態はさまざまで、歯髄炎から根尖周囲へ炎症が進む際、歯根膜を排膿路とすることで歯周炎を併発させることもありますし、逆に歯周炎により露出した歯根面の象牙細管から細菌感染し、歯髄炎になることもあります。そのため、エンドペリオ病変の判断は難しい場合があります。

エンドペリオの分類
（Simonの分類より）
ⓐ 歯髄が感染・壊死し、根尖や側枝などの副根管から歯周ポケットに排膿している状態。
ⓑ 歯髄が感染・壊死し、根尖や側枝などの副根管から根分岐部側に排膿している状態。
ⓒ 初発は歯内由来だが、適切な治療が行われないままに進行し歯周炎を併発した状態。
ⓓ 歯周炎が進行し、根尖付近まで炎症が波及した状態。歯髄は正常。
ⓔ 歯周炎が進行し、側枝や分岐といった副根管が露出し、侵入した細菌により歯髄壊死が引き起こされた状態。
ⓕ 歯周炎と歯髄炎の両方が進行した状態。最終的に歯周ポケットと根尖病変がつながります。

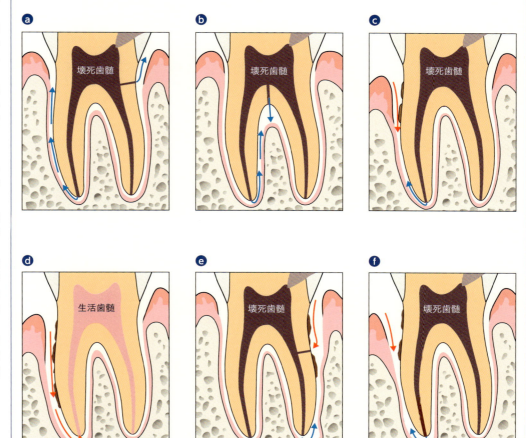

エンドペリオ病変の5つの分類

エンドペリオ病変は、原因と進行状況に応じて以下の5つのタイプに分けられます[11]。

❶ 歯内由来病変（Primary Endodontic Lesions）
（前ページ、図❶❷）
原因と病態
　まず、う蝕や外傷により歯髄が感染・壊死し、その後、根尖から炎症が歯周組織に波及した状態。臨床的に歯肉溝からの排膿路や頬側歯肉の腫脹によって発見されることが多く、初発、歯周病変のように見える。歯内療法単独で治癒し予後もよい。

特徴
● 限局した深い歯周ポケットが認められる。
● エックス線写真にて根尖透過像が認められる。
● 臼歯では根分岐部病変のような透過像を呈す場合も。
● 歯肉溝からの排膿や、歯肉の腫脹、発赤、そのほかサイナストラクトなどが認められる。
● 歯髄は正常ではなく、歯髄検査においてコールドテスト（冷温診）やEPT（電気診）に反応しない。歯髄壊死かすでに根管治療済みの歯で起こる。
※ほぼ歯髄壊死の状態でも一部でも神経線維が残っていると歯髄検査に反応してしまう偽陰性（本来は歯髄壊死なのに反応する）があることに注意。

治療
　根管治療が最優先。根管治療ないしは外科的歯内療法により原因除去ができれば、歯周ポケットの回復も期待できる。

❷ 二次的歯周病変を伴う歯内由来病変（Primary Endodontic Lesions with Secondary Periodontic Involvement）
（前ページ、図❸）
原因と病態
　初発はエンド由来病変の状態だったものの、歯根面へのプラーク沈着により二次的に歯周組織の破壊を併発しているもの。エックス線写真上で❹❺との鑑別は困難。

特徴
● ❸❹❺と同様、根面にはプラークや歯石の沈着を認める。

治療
　歯内療法と歯周治療の両方が必要だが、歯内療法を優先する。プラークコントロールを徹底し、二次感染を防ぐ。

❸ 歯周由来病変（Primary Periodontic Lesions）
（前ページ、図❹）
原因と病態
　進行した歯周炎により、根尖付近まで骨吸収が進んでいる状態。歯髄は正常で、歯髄検査（温度診、電気歯髄診）に反応がある。

特徴
● 歯髄は正常。
● 根面にプラークや歯石の沈着がある。
● エックス線写真では水平的な骨吸収や垂直性骨吸収が見られる。

治療
　原則としてルートプレーニング（SRP）、歯周外科などの歯周治療単独で行う。

❹ 二次的歯内病変をともなう歯周由来病変（Primary Periodontic Lesions with Secondary Endodontic Involvement）
（前ページ、図❺）
原因と病態
　歯周疾患が根尖部付近まで進行し、側枝や分岐といった副根管や根尖孔が露出することで、歯周ポケットから侵入した細菌叢により歯髄壊死を引き起こす。エックス線写真上では❷❺との鑑別は困難。

特徴
● 根面にプラークや歯石の沈着が認められる。
● う蝕や修復物がなくても歯髄が壊死している。
● エックス線像は根尖性歯周炎と似ている。

治療
　歯内療法と歯周治療の両方が必要だが、歯内療法を優先する。また、プラークコントロールを徹底し、二次感染を防ぐ。

❺ 真の複合病変（True Combined Lesions）
（前ページ、図❻）
原因と病態
　根尖性歯周炎と歯周炎が別々に進行し、結果的に両者が交通した状態。❷❹と同様のエックス線像を示す。❷❹❺のエックス線像は、垂直性歯根破折との鑑別診断が必要。

特徴
● エックス線写真だけでは歯内由来か歯周由来か判断が難しく、❶❷❹との鑑別も困難。

治療
　歯内療法と歯周治療の両方が必要だが、歯内療法を優先する。また、プラークコントロールを徹底し、二次感染を防ぐ。

歯科衛生士が気をつけること

歯周組織検査を正確に行う
- 歯内由来病変の場合、歯周ポケットの特定の部位のみが急に深くなることが多いです。
- 歯周由来病変の場合、全体的に骨吸収が見られ、歯周ポケットの拡大は緩やかに進行することが多いです。
- 歯周ポケットが突然深くなった症例は、エンドペリオ病変や垂直性歯根破折の可能性を疑います。

エックス線写真の特徴を理解する
- 根尖病変が見られる場合
→歯内由来病変の可能性が高いです。
- 広範な骨吸収が見られる場合
→歯周由来病変の可能性が高いです。
- 両方の特徴が混在している場合
→複合型の可能性があります。
- 垂直性歯根破折や穿孔との鑑別診断も必要です。

歯髄の状態を確認する
- コールドテスト（冷温診）やEPT（電気診）で歯髄の生死を判断します。
- 反応がある場合（正常歯髄）
→歯周由来病変の可能性が高いです。
- 反応がない場合（歯髄壊死）
→歯内由来病変の可能性が高いです。

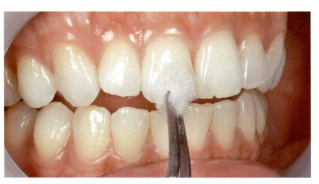

コールドテストは感度が高く、反応があれば正常歯髄とある程度判断できる検査。急冷が鍵となるため、スポンジが滴るまでスプレーを噴霧します。切縁や咬頭頂に最大15秒当てて反応を確認し、刺激除去後の持続時間も評価します。

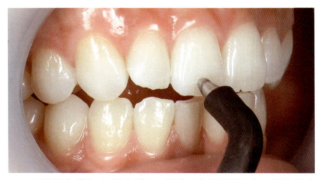

EPTは特異度が高く、反応がない場合は歯髄壊死とある程度判定できる検査。電流が歯牙のみにしっかりと流れるよう、歯面は乾燥させ、導電媒体として少量の歯磨剤をプローブの先につけ歯面に直角に接触させます。刺激の有無を判定するのみで数値は評価対象としません。

DH's POINT　エンドペリオ病変が疑われる場合はすぐにSRPを行わない

　エンドペリオ病変のほとんどは、術前に正確な判断をすることが困難です。前ページ❸の歯周由来病変は歯髄が正常と診断できれば他の4つと鑑別できます。ただし、それ以外のものは根管治療や外科的歯内療法を行い、エンド側の問題を解消してから、結果としてこの分類だったとわかるような病態です。たとえば、歯内療法により歯周ポケットが消失すれば、結果的に❶の歯内由来病変だったとわかります。しかし、❷❹❺は治療後も鑑別が難しい場合があります。エンドペリオ病変の症例を、歯周ポケットがあるからとすぐにルートプレーニングしてセメント質を剥がしてしまうと、再付着の可能性を喪失してしまいます。

良かれと思った介入が仇となる可能性があるのがエンドペリオ病変です。もちろんプラークや歯石の沈着が明らかに視認できる場合は、その部分のデブライドメントに限り行うのは問題ありません。エンドペリオ病変のうち、❸の歯周由来のみ、最初から歯周治療のアプローチを行います。それ以外は「エンドファースト」、つまり根管治療から行います。根管治療の評価は少なくとも3ヵ月を待ってから行い、結果的に歯周病の問題が残れば、初めてその部分の歯周治療を開始します。ただし、そこは臨床ですので、術前の病変の大きさによってはもっと長い経過を追って、エンド側の問題が消えていくのを追う症例もあります。

患者さんへの説明やセルフケアの指導を行う

● エンドペリオ病変は長期的な管理が必要なため、口腔衛生の重要性をしっかり伝えます。
● 歯周病が併発すると根管治療の成功率が下がることを説明し、日常のケアを徹底させます。
● 定期的な歯科受診の重要性を伝えます。

エンドペリオと思われる症例は
● 歯髄検査（コールドテストやEPT）で歯髄の壊死を確認する。
● 多くの症例で根管治療を優先することで、ある程度の歯周組織の回復が見込める。
● そのため、SRP介入の時期には注意が必要。

歯科医師との密な連携を図る

● 診断や治療計画にかかわる情報、歯周組織検査、エックス線写真の所見などを正確に記録し、歯科医師と共有します。
● 歯内療法と歯周治療の順番を判断するために、治療計画のディスカッションが重要です。

エンドペリオ病変は歯科衛生士がかかわる歯内療法分野です。担当医と連携をとって適切な対応を心がけましょう。

まとめ

　以前は歯科医師の経験によるところが大きかった歯内療法。近年はマイクロスコープ、CBCT、Ni-Tiロータリーファイルなどの登場により大きく変化し、外科的歯内療法の成功率が上昇したこともあり根尖性歯周炎はマネジメントが可能な疾患になりました。このこと自体は非常に喜ばしいことです。一方で、新しい器具や機材を揃えたり、トレーニングをしたりするには費用がかかります。そして、診療時間が延びる可能性もあります。ここで考えてみていただきたいのですが、すべて自院で問題解決しないといけないでしょうか？ 歯内療法にかかわらず、歯科医療は進歩するにしたがって細分化されており、1人の歯科医師が義歯、歯周治療、インプラント治療などすべての分野を専門医レベルで完璧にこなすことは難しくなっています。矯正治療や口腔外科でも行われているように、歯内療法も専門的な医療機関へ紹介するという選択肢により患者さんと歯科医院の双方にメリットがあります。費用的な負担については、違いについて説明すれば良いですし、患者さんが価値を感じられなければ仕方のないことです。私が患者さんであれば、その提案をしてほしいです。普段かかわりが少ないような歯内療法も歯牙の保存にかかわる重要な分野です。歯科衛生士としても情報をつねに掴んでおきたいものです。

CHAPTER 6

アライナー矯正について、おさらい

アライナー矯正をしている患者さんが増えています。周囲に気づかれず矯正ができるというのは患者さんにとって大きなメリットです。「アライナー矯正をしたいのですが」と相談をされることもありますし、メインテナンス患者さんの歯面にアタッチメントと呼ばれるレジンの出っ張りがついていることもあります。目を二重に整形するような感覚で、患者さんみずからインターネットで調べて矯正治療を始めることも。それだけ矯正治療が身近になったのは良いことですね。私たちもしっかり、この基本を学んでおきましょう。

井上 和
ぶっちゃけK's seminar主宰
歯科衛生士

常盤 肇
医療法人社団真歯会
常盤矯正歯科医院[東京都]
院長・歯科医師

1 アライナー矯正とは

アライナー矯正は近年注目されている矯正治療の方法です。**アライナー**とは弾力性のある薄い透明なプラスチックでできたマウスピース状の装置で、これを口腔内に装着し、不正咬合を矯正する治療のことを**アライナー矯正**、または**マウスピース矯正**と言います。アライナー矯正の主なシステムとして、Invisalign（インビザライン）、ClearCorrect（クリアコレクト）、AsoAligner（アソアライナー）、SureSmile（シュアスマイル）などが挙げられます。

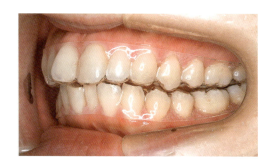

2 アライナー矯正の治療の流れ

全体の流れ

矯正診断後、アライナーでの治療が選択されると、通常はまず光学印象により3次元的な画像データを撮り、メーカーに送ります。すると、インターネットを介し、スタート時点から矯正終了時歯列完成までの経過が動画になって送られてきます。これを**バーチャルセットアップ**と呼びます。担当医はそのバーチャルセットアップをチェックしながら、どのタイミングで、どの歯をどのくらい動かすのか、最終的な治療ゴールへの修正を加えます。

シミュレーションが決まると、移動に合わせて200～300μmずつ変化させたアライナーがメーカーからいくつか送られてきます。スタートの状態から最終の歯列に向かい、200～300μmずつ歯を移動させた状態のアライナーを次々と変えて装着することにより、歯に力がかかり移動するわけです。歯が少し移動したところで、また移動した状態から200～300μm移動した状態のアライナーを装着します。それを繰り返すことで、最終的な歯列、咬合状態に矯正されるというわけです。

院内製作の流れ

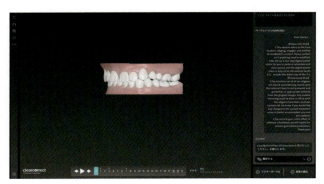

パソコン上で1歯1歯をどのように動かすのかを決めていきます。この歯をこう移動させて、その後このくらい回転させて、次にこの歯をこの方向に、と矯正治療の過程を可視化しながら予定を立てていきます。

　近年デジタル機器の進歩や、新たなソフトウェアの開発も進み、これらを院内で行うことも可能になりました。まず、光学印象により患者さんの3次元的な画像データを撮ります。データを元に、パソコン上で仮想的に歯をどのように移動するのか設計をしてバーチャルセットアップを決めます。次に、その情報に基づき、3Dモデルを作製します。顎模型のようなものに、シート材をバキュームフォームで加熱成形して製作するものもありますが、最新のタイプはダイレクトプリントでアライナーを製作します。バーチャルで作られた歯の移動の流れに基づき、直接プリンターがアライナーを製作します。機械があれば誰でも簡単にできるというものではありませんが、ソフトもハードも日々進化しています。

アタッチメント

　頬側に**アタッチメント**と呼ばれる小さなコンポジット材を貼り付けることがあります。さまざまな形をした出っ張りによってアライナーを維持しやすくし、歯の動きを補助します。アライナー装置と同じく目立ちにくいもので、アライナーはこの出っ張りに合わせて作製されます。

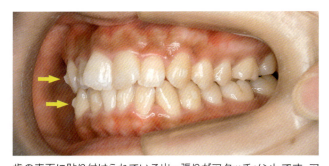

歯の表面に貼り付けられている出っ張りがアタッチメントです。アライナー装置もアタッチメントの形に合わせます。

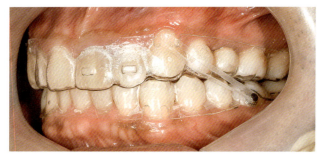

リンガルボタンを貼り付け、エラスティックと呼ばれる小さな輪ゴムを上下にかけることで歯が噛み合うようにします。

治療期間

　アライナーはポリウレタンなどの素材で作られるのですが、弾性と形により、小さな力をかけて歯を動かしていくので、装着時間は1日20時間以上、食事やブラッシングの時以外は、寝ている時間も装着します。装置は透明で薄く作られているので、昼間装着していてもそれほど違和感はありません。

　ケースによっては、フィニッシュまで50以上のアライナーを使うこともあります。ブラケットとワイヤーを使った従来の矯正より早く治療が終了するケースもあります。

③ ワイヤー矯正との違い

患者さんにとって不快が少ない

　アライナー矯正は、**ワイヤー矯正**のようにブラケットを歯に貼り付けることなく、ワイヤーもない透明な装置なので、周囲の人に気づかれることがほとんどありません。これは患者さんにとって大きなメリットです。歯科関係者はブラケットにそれほど違和感を抱きませんが、一般の人たちはブラケットやワイヤーを美しいとは思いません。特に人前に立って仕事をする人たちは、その見栄えから、「仕事に差し支える」と言います。子どもたちにとっても、「見慣れない」「気味が悪い」と思われがちな様相がイジメの対象になったり、本人のコンプレックスになったりすることもあります。周囲の人たちがほとんど気づかないこの矯正方法が、矯正治療を躊躇する人たちに注目されるのは当然のことです。

　アライナー矯正は仕事や学業に支障がほとんど出ません。装着しているのを忘れて、そのまま食事を始めてしまうこともあるそうです。矯正治療をする人は増えましたが、ワイヤー矯正に違和感を覚える人は多い。アライナー矯正は周囲に気づかれることなく、違和感なく矯正治療が完了できます。

　目立たないという観点では、**舌側矯正**という選択肢もありますが、違和感が大きく、舌が痛い、食べ物が挟まる、しゃべりにくいなど患者さんが不快に思うことはたくさんあります。また、術者にとっては特別なワイヤーベンディングの知識も必要になりますし、そもそも舌側にブラケットを貼り付けるのはとても難しいです。歯肉の位置、防湿など頬側に比べ難易度は高くなります。もし、舌側矯正を希望する患者さんがアライナー矯正可能なら、舌側矯正という選択肢はないかもしれません。

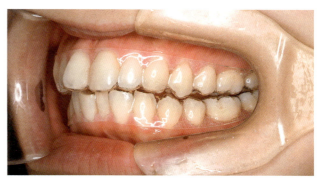
アライナー矯正

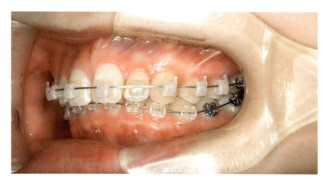
ワイヤー矯正

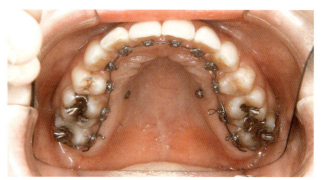
舌側矯正

ブラッシングがしやすい

　審美的な特徴もそうですが、ワイヤー矯正と比べ、アライナー矯正では装置を外すことができるので、矯正治療をやっていない場合と同じようにブラッシングも行うことができます。ブラケットを外したら、歯の表面が額縁のように四角く茶色いむし歯になっている患者さんがたまにいます。また、ブラケットを外した後の接着剤除去が完全ではなかったため、その部位にプラークが溜まり、う蝕になっているケースや、残った接着剤が劣化し、茶色くなっているケースもあります。歯をまったく傷つけず接着材を完全に除去するのはなかなか難しいです。取れやすい接着剤ならブラケットが取れてしまいますし、取れにくい接着剤ならブラケットを外すとき大変です。ブラケットを外した跡を見ると、歯面が削られている患者さんも珍しくはありません。

　ブラケットを除去するときに痛がる患者さんも多いですが、アライナーなら当然そのようなこともありません。そして、金属アレルギーがある人も矯正治療を受けることができます。

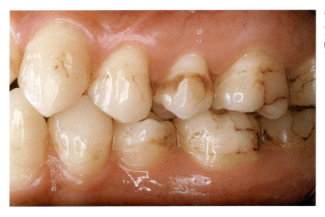

ワイヤー矯正を受けていた患者。プラークコントロールが悪かったため、ブラケットの周囲がう蝕になっており、接着剤除去も完全にできていないため、プラークが溜まりやすくなっています。

治療計画を立てやすい

　アライナー矯正には、医院にとってのメリットもあります。ワイヤー矯正は貼り付けたブラケットの位置に歯が動くので、ブラケットを貼り付ける位置が少しでもずれていたら、そこに歯が移動してしまいます。ワイヤー矯正では、ブラケットにワイヤーをある程度入れなければならないため、ブラケットに合わせて術者がワイヤーを曲げる必要があります。今の状態にぴったり合わせていては歯が動かないので、少し移動した未来に向けてワイヤーを曲げないといけません。知識と技術が求められます。誰でもできることではありません。

　しかし、アライナー矯正の光学印象は歯科衛生士でも採取することが可能です。そのままメーカーにデータを送れば、その後の配列についてはとりあえずメーカーのAIが治療計画を立ててくれます。

　一見いいことづくめと思えるこの矯正方法は、「マウスピース矯正」として近年矯正治療を望む一般の人たちに浸透し、気軽にこの矯正治療をする患者さんが増えました。しかし、その歴史は意外と古く、1946年にまでさかのぼります[1]。実はずいぶん昔から行われていた、歴史ある矯正方法なのです。

4 アライナー矯正とどう向き合うべきか

その手軽さから安易に飛びつかない

　アライナー矯正では、メーカーのAIが治療計画を立てるとお伝えしましたが、この治療計画は調整が必要です。歯科矯正の知識がなければ鵜呑みにするしかありません。ここにアライナー矯正トラブルの1つの元凶があります。しかし、「あらかた治療計画を提案してくれて楽」と考える歯科医師もいます。歯科矯正をまったく経験したことのない医院でも、容易に導入ができ、光学印象さえ採ってしまえば、あとは送られてきたアライナーを患者さんに渡すだけ。チェアタイムも短く、医院経営にはメリットしかないようにも見えます。

　しかも、「手軽」「安価」を全面に押し出す広告が打たれ、SNSなどで注目を集めているので集客も容易、矯正希望の患者さんのその他の歯科治療のニーズも開拓できそう。まさにいいことづくめと飛びつく医院もあります。しかし、そう簡単にいかないということは、近年のアライナー矯正トラブルの報道によっても明らかです。

適応症である症例をきちんと選ぶ

　もちろんアライナー矯正だけで治療を終え、審美的にも機能的にも問題なく噛めるようになった患者さんはたくさんいます。しかし、アライナー矯正は万能ではないということは知っておく必要があります。

　まず、どんな症例でもこの方法が使えるわけではありません。歯科矯正についての学びが浅いままアライナー矯正を始めた歯科医院では、適応症ではない症例をアライナーで治そうとしたため、なかなか矯正治療が終了しない、抜歯スペースが閉鎖しない、終了したものの噛めないなどのトラブルに直面しており、関連の訴訟も増えています。

　一般の人たちにとって、このマウスピース矯正は、従来の歯科矯正の問題点の多くを解決してくれる夢のような矯正方法にも見えるのでしょう。歯科医院ではないところでマウスピース矯正を始めたものの、歯科矯正には一定の期間が必要なため、患者さんが矯正治療をまだ終えてないのに、店舗を閉鎖してしまうといったトラブルがニュースにもなりました。アライナー矯正だけでは動かない歯を、最終的にワイヤー矯正で動かさなければならないのに、審美的な面から患者さんの同意が得られず、フィニッシュできないというケースも聞きます。最初に、「アライナーだけで矯正治療ができます」と安請け合いをしてしまったからです。

過蓋咬合はバイト挙上のために前歯の圧下と臼歯の挺出が必要となります。これらはアライナーの動きとしては不利な動きのため、向かないと言われています。

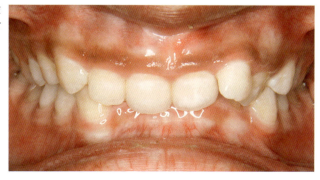

アライナー矯正の知識や技術を学ぶ

　そもそも歯科医師なら誰でもアライナー矯正ができるわけではありません。その診断力と知識と技術が必要なのです。矯正治療は顎変形症や唇顎口蓋裂などいくつかの定められた疾患以外では保険診療の対象になりません[2]。なかなか動かない場合、治療が長期にわたります。「追加料金は一切ありません」と明記している医院もありますが、予測不可能な部分も確実にあります。自費診療ということで難しい診療分野なのに加え、「手軽」「安価」を謳うことで余計にトラブルの幅を広げてしまった背景もありました。

　トラブルとしては、いつまでも歯が動かないので次のアライナーが入れられず、矯正期間が長くなり、「いつ終わるのかわからない」「アライナーは終了したけれど、臼歯がしっかり噛めないので食事のたびに違和感がある」というのが多いようです。そもそもアライナーは歯を覆っています。アライナーを外せば、その厚みの分、違う噛み合わせになります。そこに違和感を覚える人もいます。その他、隙間が残ったままになっている、正中がずれているので審美的に問題が残る、外傷性咬合により歯周炎が進む、などさまざまです。アライナーをどんどん変え続ければ、描いた歯並びになるわけではありません。

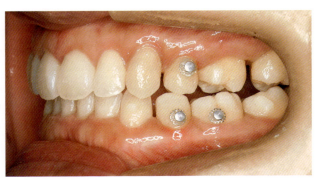

他院にてアライナー矯正治療中の患者。何年経っても治らず、臼歯部で噛めないことを主訴に来院したケース。コントロールできずに大臼歯が近心傾斜をしており、顎間ゴムを使用していたとのこと。この後、マルチブラケット装置にて対応しました。

基本的な歯科矯正学は必須

　アライナー矯正についての知識はもちろんですが、術者は基本的な歯科矯正学を学んでいる必要があります。そして、アライナー以外の矯正治療ができる必要があります。アライナー矯正のリカバリーができなければ、簡単に手を出して良い矯正方法ではありません。あくまでも基本的な矯正治療ができる前提で始めるもので、最初にアライナー矯正ありきで行えるものではありません。

　患者さんもそうですが、歯科医療者においても、アライナー矯正についてメーカーから送られてくるアライナーをただ繰り返し変えていくだけで歯が並んでいくように思う人もいますが、まずメーカーから送られてくるバーチャルセットアップを修正する知識が必要です。これは基本的な歯科矯正の診断ができる人でないと不可能です。アライナー矯正を行う矯正治療の専門医は、まずこのチェックと修正が治療を成功に導くために重要であると話します。そもそも送られてくるセットアップは今のところ必ずしも正確とは言えません。歯科医師が専門的な知識を元に修正を行い、完成したセットアップに基づきアライナーが作成されるべきなのです。

うまくいかない場合の問題解決力が求められる

　バーチャルセットアップに基づいて作製されたアライナーでも、歯とアライナーがぴったりはまらないというアンフィットが起こります。このような場合には、**チューイ**と呼ばれるソフトプラスチック製のチューブや板状のものを噛むことでアライナーをフィットさせます。新しいアライナーに変えると当然アンフィットが起こります。小さなアンフィットならこのチューイを20〜30分ほど噛んでもらって、アライナーをフィットさせます。

　チューイだけで改善できない場合もあります。そのようなときは、歯に**リンガルボタン**と呼ばれる小さなフックを貼り付け、ゴムをかけて修正することもあります。あるいは、アライナーだけで矯正治療が不可能になれば、ブラケットを貼り付け、ワイヤー矯正で修正することもあります。その技術と知識がなければ、審美的問題、機能的問題を解決できないケースもあるのです。基本的な歯科矯正の技術と知識がなければ問題解決はできません。そして、医院にブラケットやワイヤーなどがなければ、当然ながらできないということです。光学印象の機械があるからといって、アライナー矯正でも始めようかといったものではないのです。

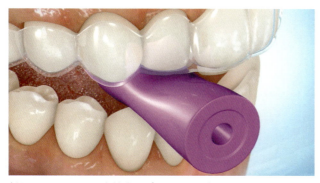

新しいアライナーは当然歯にピッタリとは合いません。次のステップに移動させるための装置だからです。そこで、「チューイ」と呼ばれる柔らかめのプラスチックの塊を噛み込むことで少しずつフィットさせます。

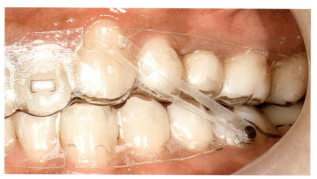

アライナーに切れ目を入れてフックを作り、歯に貼り付けたリンガルボタンという出っ張りとの間にゴムをかけ、歯を移動させます。

患者さんの協力も必須

　患者さんの協力が得られないケースもあります。冒頭でも述べたように、アライナーは長時間の装着が必要です。食事とブラッシングの時間以外は装着してもらうので、面倒がってアライナーを入れ忘れていたら当然ながら動きません。外している時間に後戻りすることもあるので、長時間外したままにしていると装置が入らなくなります。そのような場合、1つ前のアライナーに戻るのが基本ですが、前回のアライナーは捨ててしまったとか、破れてしまっているということもあります。次のアライナーをなくしてしまったということもあります。

　また、長時間の装着になるので、う蝕予防のためのシュガーコントロールも重要です。基本的には食事とブラッシングのときは外しますが、フィットしていると、柔らかいものなら食べられるので、外すのが面倒でクッキーなどは装着したまま食べてしまう人もいるようです。会社など人目がある場所では、アライナーを外すのが面倒なので装着したまま飴を舐めるなどしていれば、アライナーが砂糖の保持装置になってしまいます。食事とブラッシングの際は必ず外してもらいましょう。

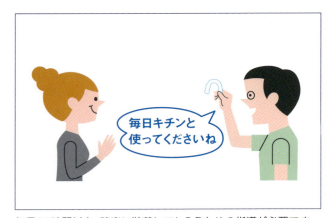

毎日20時間以上、確実に装着してもらうための指導が必要です。

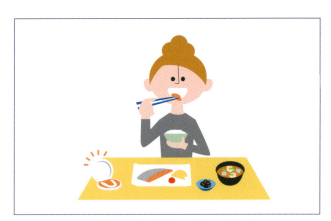

食事とブラッシングの際は必ず外してもらいましょう。

まとめ

　アライナー矯正は患者さんにとって利点しかないようにも見える矯正方法ですが、ワイヤー矯正のほうが優位な点もたくさんあります。歯科医院側も、アライナー矯正についての知識や技術がないまま気軽に飛びつくようなものではまったくありません。現在、顎骨の発育が不十分で、叢生の小児はとても多いです。昭和の時代「可愛い」と言われていた八重歯は、アイドルにとってもはや弱点でしかありません。矯正治療のニーズが増えているので、患者さんのためにアライナー矯正をやってあげたくはなりますが、まずは、基本的な矯正治療の知識と技術を学ぶ必要があるでしょう。

CHAPTER 7

全部床義歯について、おさらい

私たちは歯がない全部床義歯の患者さんをほとんど診ることがありません。だとしても、患者さんのご家族におられるかもしれないですし、全部床義歯のことを知らなくていいことにはなりません。学ぶ機会がほとんどない全部床義歯。そもそも、全部床義歯の定義って知ってますか？天然歯が1本もなくて、インプラントが何本も埋入されていたら何義歯？根面板だけだと何義歯？はい、そこから始めましょう。

井上 和
ぶっちゃけK's seminar主宰
歯科衛生士

松丸悠一
Matsumaru Denture Works
代表・歯科医師

1 全部床義歯とは

歯やインプラントが1本もない状態で装着する義歯

全部床義歯とは、残存歯が1本もない状態の患者さんに装着する義歯です。対して、1本でも残っていたら**部分床義歯**です。残根上でも、埋伏でも、歯が残っていれば部分床義歯です。インプラントが埋入されている場合も、天然歯は1本もなくても部分床義歯となります。部分床義歯は、残存歯が1本のこともありますし、

逆に欠損が1本だけの場合もあります。上下どちらかの片側には天然歯が1本も残っていないのですが、反対側にはすべての歯が残っていることもあります。とにかく、歯が1本もなく、インプラントもない患者さんの義歯が全部床義歯です[1]。

患者数は減っているものの、高齢化の日本では避けて通れない

歯科衛生士は、歯が1本もない全部床義歯の患者さんを診ることがほとんどありません。歯がないので歯周病治療もしませんし、メインテナンスも私たちが診ることがありません。

そして、近年、全部床義歯の患者さんはずいぶん減ってきました。特に都市部での減少が大きいと聞きます。昭和の時代は、全部床義歯の患者さんを診療補助で見ることがよくありました。しかし、残存歯のある人が増え、60代で全部床義歯になるような人たちはほとんどいなくなりました。

総務省統計局の調査によると、2024年には65歳以

上が総人口に占める割合は29.3％となりました[2]。10人に1人が80歳以上となり、日本の高齢者人口の割合は世界最高です（200の国・地域中）。寿命が長くなり、全部床義歯になるような人たちはかなり高齢者になり、通院が難しくなるので、余計に診る機会が少なくなっています。

しかし、メインテナンスで診ている患者さんのご家族が全部床義歯のこともあります。歯科衛生士として知らなくていいことではありません。歯科衛生士が意外と知らない全部床義歯の基本について学びましょう。

2 全部床義歯を取り巻く状況

う蝕は減り、ブラッシング習慣は定着してきたが、疾病の予防は完全ではない

　令和4年歯科疾患実態調査によると、1人平均DMFは年々減少しています[3]。

　歯ブラシだけではなく、デンタルフロスや歯間ブラシなどの清掃補助器具を使用する人たちも増え、1日のブラッシング回数も2回以上磨く人が79.2％になりました[3]。食事のたびにブラッシングをするというのは、常識になってきています。

　しかし、残念ながら、きちんと磨けている患者さんはほんのわずかです。回数は増えたものの、日々の臨床でプラークを染め出して、O'Learyのプラークコントロールスコアをカウントすると、20％以下の患者さんはほとんどいません。効果的な磨き方を知らないか、歯科医院などで聞いてはいるものの、実践をしていない人たちがほとんどです。

　う蝕治療は不可逆的。元に戻るという治り方をしません。何回か治療を繰り返せば、歯質が少なくなり、破折のリスクが高くなります。歯周病は感染性炎症性疾患。歯周炎になれば、こちらも不可逆的な疾患です。その始まりを止めなければなりません。人生100年時代。歯を100年使うのは、人類の歴史で未だかつてなかったことです。「予防」が今まで以上に大切になっています。

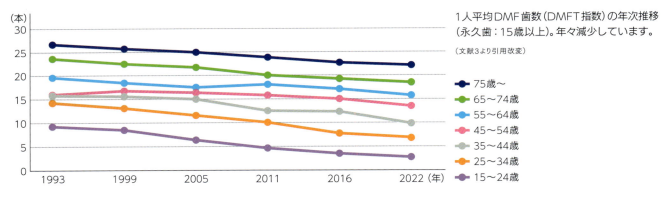

1人平均DMF歯数（DMFT指数）の年次推移（永久歯：15歳以上）。年々減少しています。
（文献3より引用改変）

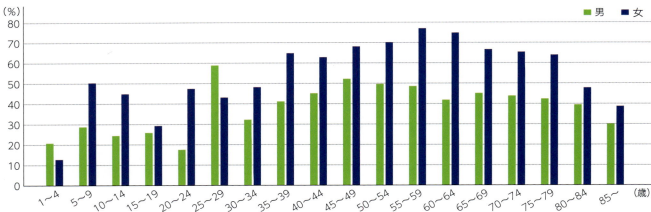

デンタルフロスや歯間ブラシを使って、歯と歯の間の清掃をしている者の割合（性・年齢階級別）。ほとんどの年代で女性のほうが清掃補助器具を使っている割合が高く、40～70代女性では50％以上が使っています。25～29歳のみ男性のほうが清掃補助器具を使用している割合が高いです。私見ですが、口臭などが気になる年齢なのでしょうか。

（文献3より引用改変）

PART1　CHAPTER7　全部床義歯について、おさらい

高齢化にともない、義歯装着者は増えている

う蝕は減少していますが、喪失歯がある人は75歳以上で93.9%とまだまだ多く、85歳以上の平均喪失歯数は14.1本、1人平均の残存歯数は14本となっています[3]。そして、全部床義歯装着者は、80〜84歳が30.2%、85歳以上になると36.2%となります[3]。80歳で20本以上の歯がある人の割合は、2022年で51.6%[3]。80歳では半分の人たちが20本の歯を残しているにもかかわらず、全部床義歯の人は3割近いという

ことになります。2022年は、全部床義歯装着者は全体の29%です。喪失歯は減少していますが、高齢化にともない、義歯装着者は増加しています。

インプラント装着者も増えています。寝たきりになった高齢者のインプラントは、いろいろと問題視されることもありますが、歯が喪失した後の機能的な部分を救う一案として、今後も注目される治療法であることは間違いないでしょう。

（文献3より引用）

| 年齢階級（歳） | 被調査者数（人） | 喪失歯を持つ者 | |
		人数（人）	割合（%）
総数	2,097	1,330	63.4
15〜24	101	6	5.9
25〜34	113	17	15.0
35〜44	199	47	23.6
45〜54	300	120	40.0
55〜64	314	200	63.7
65〜74	525	428	81.5
75〜	545	512	93.9

喪失歯所有者率（永久歯：15歳以上）。喪失歯のある人は、75歳以上では9割を超えます。また、15〜24歳という若い時期に、すでに5.9%もの人たちが喪失歯を有しています。永久歯萌出時期にどう歯を守るのかを伝え、定期的な来院が重要であることを理解させる必要があります。

（文献3より引用）

年齢階級（歳）	被調査者数（人）	1人平均喪失歯数（本）
総数	2,097	5.3
15〜19	49	0.0
20〜24	52	0.3
25〜34	113	0.4
35〜44	199	0.6
45〜54	300	1.4
55〜64	314	3.0
65〜74	525	6.0
75〜84	440	11.2
85〜	105	14.1

1人平均喪失歯数（永久歯：15歳以上）。75歳を超えると、平均喪失歯数は10本を超えています。8020から8028を目指している昨今ですが、まだまだ及ばない人たちも多いです。

（文献4より引用）

凡例：
- 何らかの義歯を使用
- ブリッジ
- 部分入れ歯
- 総入れ歯

何らかの義歯を使用している者の割合。欠損部位に対し、ブリッジ、部分床義歯、全部床義歯を装着している人たちは75歳の後期高齢者になると84%に達します。ブリッジの装着者が減って義歯装着者が増えるということは、喪失歯が増えることによると考えられます。

（文献3より引用）

歳	全部床義歯装着者（%）
50〜54	0.6
55〜59	0.7
60〜64	2.8
65〜69	3.2
70〜74	9.2
75〜79	17.8
80〜84	30.2
85〜	36.2

全部床義歯装着者の割合。年齢とともに増加し、80歳を超えると増加率が急に増えます。しかし、85歳を超えるとそれほど大きく変化はしません。

3 全部床義歯の臨床

患者さんの生活の質を向上させる

　私たち歯科衛生士は、主に「歯」をターゲットにしています。しかし、全部床義歯の患者さんには歯がありません。私たちはよく患者さんのお顔にタオルをかけ、チェアのライトや拡大鏡のライトが眩しくないようにして、歯の治療をすることが多いでしょう。しかし、全部床義歯の患者さんでは、チェアを倒さず、タオルもかけず、義歯を装着して噛んでもらいます。完全に患者さんという「人」をターゲットにする分野と言えるのではないでしょうか。

　患者さんは、痛みなど不快感があれば義歯を外してしまいます。義歯は可撤式のため、嫌ならすぐ自分で外すことができます。せっかく作った義歯を、「痛いから捨てた」とおっしゃる高齢の患者さんもいます。痛いところを自分で削る患者さんもいます。合着した冠などの補綴装置は嫌でも自分で取り除くことができません。義歯は患者さんの気持ちがはっきり示される治療です。こちらが考える完成度より、患者さん自身の満足度が優先される、歯科では珍しい分野ではないでしょうか。

　全部床義歯を製作するのは、歯を抜くことになったから、または義歯が合わないからです。どちらも生活のクオリティを落とします。話しにくい、食べにくい、笑えない生活。それが、患者さんが満足する義歯を製作することで、生活が一変します。口に入れた途端、話せて、笑えて、噛めるようになるわけです。患者さんの喜びは大きい。とてもやりがいのある分野です。

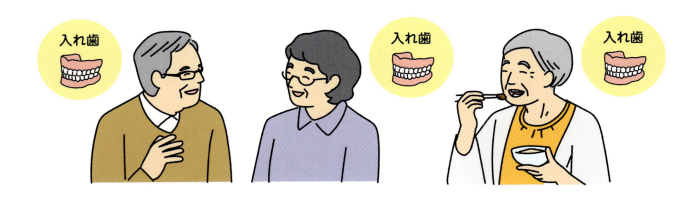

全部床義歯製作は匠の技か？

　全部床義歯は経験を積まないとできないと言われることが多いのですが、専門医の先生に尋ねると、「経験を積むのは大事だけど、製作のポイント、患者さんとのコミュニケーションのポイントを知っているか知らないか、やり方を整理できているかできていないか」だと教わりました。いくつも作ったからできるわけではなく、どうすればいいのかを知っていればできる。知らなければ、患者さんが満足のいく総義歯はいくつ作ってもできない。「術者の感覚」だとか「匠の技」と言われることも多いけれど、そんなことはないと教えてもらいました。基本をしっかりと学ぶことで、機能的な義歯が製作できるということです。

4 義歯清掃

　義歯表面付着物には、デンチャープラーク、食物残渣、着色、歯石様付着物があります。これらを除去することが、義歯を長期的に使うために欠かせません。

義歯用ブラシによる機械的清掃

細菌はやっかい

　ホームケアにおいて、機械的清掃は必須です。うがいだけでプラーク除去はできません。もし、そうなら、普段の食事でプラークは落ちるはずです。しかし、細菌は地球の歴史を1年間とすると、諸説ありますが2月下旬生まれ。私たちホモサピエンスは大晦日の23時30分生まれです。私たち人類は完全に新参者。細菌は、歯にくっついていなければ唾液と共に飲み込まれて死んでしまいます。プラークとして歯に残るというのは、彼らにとって生きるか死ぬかです。うがいごときで流されていたら、口腔内に安住の地はなく、とっくに口腔内からなくなっているはずです。味噌汁飲んだら流されていなくなっているはずです。そうならないのは、プラークの接着能力です。ですから、機械的に、義歯用ブラシを使って、擦って落とさなければなりません。

　全部床義歯の患者さんの多くは、ブラッシングがうまくありません。だからこそ、歯を失っているのです。ブラッシングの時間が短く、圧が弱い。そこを指導します。しかも、義歯の面は、歯面に比べてかなり粗造です。凸凹しているということです。「義歯は、歯磨きより強い圧で磨いてください」と伝えます。

歯ブラシではなく、義歯用のブラシを使う

　ブラシは普通の歯ブラシではなく、大きくて硬い義歯用の歯ブラシをお勧めします。柔らかめの歯磨き用のブラシでは落ちないということを伝えます。デンチャープラーク除去と食物残渣の除去、着色・歯石様付着物の予防ができます。義歯の内側をティッシュコンディショニングされていることがあります。その部分は、普通の歯ブラシか、柔らかめの義歯用ブラシにしてもらいます。研磨剤の入っている市販の歯磨剤の使用は、義歯表面に細かい傷をつけてしまいます。ペーストは使用しないよう指導をします。チタン床はコーティングされていて、そのコーティングがはげると酸化しやすく、黒ずむことがあります。しかし、機能的に問題はありません。「黒くなっていますが、問題はありません」と伝えます。

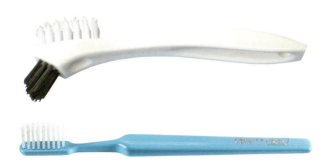

義歯用ブラシは歯ブラシより大きく、たいてい毛は硬めです。明らかに義歯用ブラシとわかるものを洗面台に置くのは嫌という理由で、普通の歯ブラシの形をした物もあります。上：義歯用ハブラシ（サンスター）、下：デンチャーブラシ（TePe）。

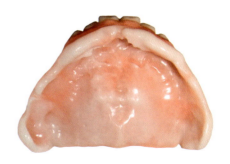

ティッシュコンディショナーは粘膜面に使用され、異常な形態、性状を呈する義歯床下粘膜の健康を回復させるために用いられます[1]。また、義歯製作時の前処置として、テイッシュコンディショニング（粘膜調整）が行われます[1]。

義歯洗浄剤または義歯用超音波洗浄器による化学的洗浄

ブラシによる清掃だけでなく、化学的な洗浄も必要

ブラシによる清掃を行ってもらった後、錠剤や液体タイプの義歯洗浄剤、もしくは義歯用超音波洗浄器を使用してもらいます。義歯の表面は意外と粗造で、ブラシだけで清潔にするのは難しいので、化学的な洗浄を行います。特に全部床義歯を装着している高齢者は、天然歯がある頃から、日々の口腔衛生が苦手な方が多いので、義歯洗浄剤や義歯用超音波洗浄器の使用を積極的に勧めます。錠剤や義歯用超音波洗浄器は手軽なので、習慣になりやすいです。市販の義歯洗浄剤は濃度が低く、大きな効果が期待できないので、定期的なメインテナンス来院時のプロフェッショナルケアが重要であることもしっかり伝えておきます。

義歯洗浄剤の選び方

全部床義歯用、部分床義歯用、金属床義歯用など義歯洗浄剤にはいろいろあります。現在販売されている製品は、対象を間違えても大きなダメージはほとんどありませんが、どう書かれているものを購入すべきなのかは指導しておいたほうがよいでしょう。

ティッシュコンディショナーやリライニングがされている場合は、酵素系の義歯洗浄剤を勧めます。ティッシュコンディショナーなどソフトリライニングによる調整が長期にわたることもあります。それらは細菌が付着しやすいので、毎日義歯洗浄剤を使ってもらいます。

義歯洗浄剤の使い方

義歯洗浄剤は、歯磨剤などをつけずに義歯をブラッシングしてから、基本的には風呂と同じくらい、40度くらいのお湯に入れて浸漬してもらいます。それが難しく、面倒であれば、水道水でもよいでしょう。夜間に義歯を外してもらう場合は、その時間に浸漬してもらいましょう。

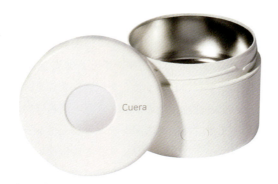

義歯用超音波洗浄器の使用を推奨しています。本体に水と義歯洗浄剤を入れてスイッチをオンにします。一定の時間超音波洗浄が行われ、自動でスイッチが切られます。操作は容易なので、高齢者でも簡単にできます。写真は、キュラムキュエラ（ヨシダ）。

DH's POINT 義歯の酸化がみられたら、原因を確認する

部分床義歯のクラスプが黒ずんでくる患者さんがいますが、もしかしたら家庭で使用している義歯洗浄剤の種類が違っているかもしれません。確認してもらいます。黒ずむのは酸化です。酸性の飲食物の摂取が多い可能性もあります。酸性飲食物摂取の習慣についてインタビューをします。現在使われているコバルトクロムなどの金属は、短時間で黒ずむことはありません。何年も使用している義歯ならともかく、比較的新しい義歯であれば、患者さんに質問をしてみてください。健康のため毎日お酢を飲んでいるとか、ビタミンCの錠剤を舐めているとか、酸性の果物を毎日食べているとか、何か原因があるかもしれません。

唾液はほぼ中性ですが、弱酸性の人、弱アルカリ性の人がいるので、その可能性もあります。酸性飲食物の習慣的な摂取がなければ、唾液の影響かもしれません。この場合は、特に対処方法はないのですが、クラスプが黒ずんでも義歯に機能的な問題はないので、そのままでよいでしょう。審美的な問題があるのなら、研磨などで対処をします。

プロフェッショナルケア

着色や歯石様付着物は市販の義歯洗浄剤での除去は難しいので、来院時における歯科医院用薬剤の使用が効果的です。着色に対しては、次亜塩素酸系（アルカリ系）洗浄剤を、歯石様付着物に対しては、酸性洗浄剤を使います。消臭効果もあるので、患者さんの満足度も高いです。

まず、義歯用ブラシによる機械的清掃を行い、主に次亜塩素酸系洗浄剤に浸漬します。歯石用付着物に関しては歯科医院用の酸性洗浄剤を使用しますが、付着物によっては薬剤だけではなかなか除去できないので、スケーラーでの除去、もしくは研磨を検討します。義歯面を削ることになるので、最小限に止めることが重要です。そもそも薬剤では除去できず、超音波スケーラーでなければ除去できないような歯石様付着物があるのなら、義歯の形態に問題があるかもしれません。

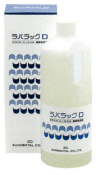
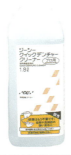

着色に対しては、次亜塩素酸系洗浄剤を義歯用超音波洗浄器に入れて洗浄します。写真はラバラックD（サンデンタル）。
歯石様付着物に対しては、酸性洗浄剤を義歯用超音波洗浄器に入れて洗浄します。写真はクイックデンチャークリーナー（ジーシー）。いずれも使用上の注意をよく読んで使用してください。

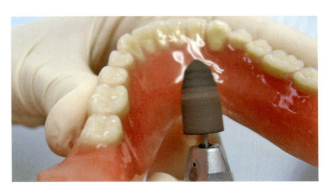

薬剤だけで除去ができない場合は、スケーラーなどによる除去か、薄い付着物だけなら研磨を行います。スケーラーにより傷がつくとまたプラークがつきやすくなるので、研磨は重要です。

義歯に付着している歯石様付着物

除去には、セルフケアだけでなくプロケアが必要

義歯は、歯石様付着物があってもよほどの大きさでない限り機能します。ですから、気にすることはないかもしれませんが、患者さん自身が気になって、刃物などでガリガリ取ろうとすると義歯に傷がつき、むしろプラークや着色などの汚れがつきやすくなってしまうことがあります。患者さん自身による日々のケアも重要ですが、定期的なメインテナンスによるプロフェッショナルケアを行います。

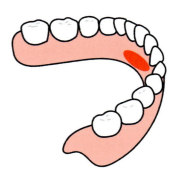

義歯の辺縁に歯石用付着物がある場合は、義歯の床縁部分が不足している可能性があります。

歯石様付着物がつきやすい部位に注意

舌下には大唾液腺の開口部があります。唾液の分泌が多い部分にプラークがあると、それを固めて歯石になりやすいです。義歯の辺縁に歯石様付着物がついているのなら、そもそも義歯の床縁部分が不足している可能性があります。義歯と粘膜の間に隙間がある可能性が高いので、床部分を追加するよう歯科医師に依頼します。

下顎全部床義歯の下顎前歯舌側歯頸部付近、または7 6|6 7頬側相当部に歯石様付着物がある場合は、大唾液腺開口部付近に残るプラークを、唾液中のカルシウムが固めている可能性が高いです。天然歯と同じですね。その部分に磨き残しがあると歯石になってしまうことを伝え、ブラシの当て方を指導します。

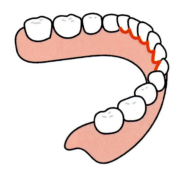 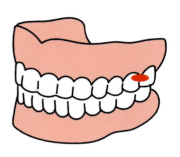

下顎前歯舌側歯頸部相当部、7 6|6 7頬側耳下腺開口部付近に歯石様付着物がある場合は、義歯の清掃不良なので、汚れが付着しやすい部位であると指導します。

DH's POINT　義歯のセルフケアのポイント

患者さんの義歯に対するブラッシングは、圧が弱いことがほとんどです。多くの患者さんは天然歯を磨くときの圧も弱いですが、義歯はプラスチックの塊なので、そこに付着する汚れは簡単な水洗で落ちるようにイメージをしています。しかし、義歯の汚れは「お風呂場の床の汚れのようなものです」と伝えます。水垢やカビのような汚れです。風呂場の床に残る汚れは、水を流すだけでは取れません。「たわしでゴシゴシ擦らないと取れませんよね」と説明します。口の中は常在菌がたくさんいて、湿度は100%です。そこにプラスチックがあったらどんな汚れが残るか想像できますよね。「ご自分の歯よりずっとゴシゴシ擦って大丈夫です」とお話しし、実際に擦ってもらうとよいです。

全部床義歯のケアとメインテナンスに関するガイドライン

では、ここで世界では全部床義歯のケアとメインテナンスについてどう考えられているのか見てみましょう。アメリカ歯科補綴専門医学会の「総義歯のケアとメインテナンスのガイドライン」[5]などをふまえて、ポイントを以下のようにまとめますので、確認してみ

てください。

まずは、口腔と総義歯のバイオフィルムを毎日注意深く除去することが、義歯性口内炎を減らし、良好な口腔・全身の健康のためにもっとも重要です。

（1）バイオフィルムと有害な細菌・真菌のレベルを低下させるために
- 毎日研磨性のない義歯洗浄剤を用い、ブラッシング後に浸漬する
- 義歯洗浄剤は口腔外での義歯の洗浄にのみ使用する
- ブラッシング、浸漬ののちは、必ずすすぎ洗いを行う

（2）毎年専門家が義歯用超音波洗浄器を用いて洗浄をするべき

（3）義歯は煮沸してはいけない
義歯は70度くらいの温度で重合操作が行われるので、煮沸をすると変形する可能性があります。ただし、熱いお茶やスープを飲むくらいでは変形しません。

（4）義歯は変形を避けるため、水中保管するべき
アメリカ歯科補綴専門医学会のガイドラインには、「水中保管をしないと変形する」と書かれています。しかし現在では、乾燥状態での保存でも、義歯の材料に大きな変化は起こらないとする考えもあります。しかし、予備の義歯を長期間保管するような場合は、水に入れたままにすると水が腐るので、水を変えずに長期保存をするのはたいへん危険です。しっかり洗浄し乾燥させ、清潔な容器に入れて冷暗所に保管するよう指導します。

（5）次亜塩素酸ナトリウムを含む製品に10分以上浸漬すると義歯が痛む可能性がある
義歯洗浄剤として売られているものには、次亜塩素酸ナトリウムを含む洗浄剤もあります。もちろん義歯用の洗浄剤ですから問題はありません。ここに書かれているのは、キッチンや風呂場で使う、強力な次亜塩素酸の洗浄剤のことです。家庭用の漂白剤のようなものは義歯洗浄に使用しないようにすることを伝えておく必要があるでしょう。

（6）義歯安定剤は正しく用いられれば適合良好な維持安定を向上させ、食渣の侵入を防ぐことができる
現在義歯安定剤の使用は、物によっては否定されていません。ホームリライナーと義歯安定剤の2つに分けられています。ホームリライナーというのはクッションのようなものです。長期の使用は推奨されません。すぐに来院できないけれど、痛みがあるような場合のみの使用とされています。ホームリライナーのように厚みのあるものを使用するような場合は、そもそも義歯が合っていない場合です。不適合の義歯に、厚みのあるリライナーを挟んで長期使用していると、歯肉の形、骨の形が変わってしまいます。歯科矯正も、圧をかけて骨を減らすことで歯を移動させますよね。力をかけ続けると顎堤の形態が変化し、義歯のフィットがより悪くなってしまいます。ですから、ホームリライナータイプの義歯安定剤は、応急的なものと考えましょう。クリームや粉のように、粘着性のあるものを薄く塗布をして義歯を安定させるような義歯安定剤の使用は、適合性の高い義歯であれば有効です。より適合性を高めてくれます。義歯は、粘膜にある唾液により吸着します。分子間力と表面張力と言って、吸盤の吸着のようなイメージです。薄い義歯安定剤は、より吸着を高めてくれます。ただし、それは義歯の適合がいい場合であり、適合が悪い義歯は、義歯安定剤でなんとかするのではなく、義歯そのものの調整が必要になります。

高齢になり服薬が増え、唾液の分泌量が減少しているような場合は、口腔乾燥症のためのジェルなどを義歯側に塗布し、義歯の安定を図ります。

（7）亜鉛を成分に含む義歯安定剤の不適切な使用は全身的な影響を及ぼすかもしれないため使用は控えるべき
国によっては、あまり適合が良くない義歯を、義歯安定剤によってなんとか噛めるようにするというやり方があり、亜鉛を多く含む義歯安定剤の使用を控えるようにとあります。

（8）義歯粘着剤は豆粒3〜4程度で維持安定ができるため、それ以上使用すべきではない

義歯粘着剤は少量にとどめ、毎日除去してもらいます。

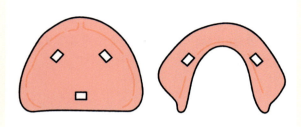

義歯粘着剤は全体に塗布するのではなく、豆粒程度にとどめ、毎日除去してもらいます。

（9）義歯粘着剤の使用量が増加する場合は、歯科医院を受診する

義歯粘着剤の大量使用が必要な不適合義歯であれば、歯科医院で調整、もしくは再製をするべきで、その義歯を使い続けないこと。

（10）義歯性口内炎を起こさないためには、義歯を24時間使用することは推奨されない

義歯は1日数時間外すことが提唱されています[6]。循環器障害が起きますし、口臭などの原因にもなるので外しておきます。多くの部分床義歯は夜間装着してもらいます。残存歯が傾斜したり、移動したりするからです。咬合状態によっては、外してもらうこともあります。日中使用した義歯を洗浄し、夜間用の義歯を作製しておき、装着してもらうこともあります。しかし、そもそも義歯は異物です。異物である義歯を口腔内に入れ続けることは粘膜にとって良いことではないことも知っておく必要があります。患者さんの中には、自分が義歯装着者であることを家族にも隠している人がいます。家族に内緒なので、外しておくことができないのです。そんな患者さんがいることを覚えておいてください。

（11）義歯装着患者は、義歯のメインテナンスと口腔内診査、口腔の健康状態を評価するために毎年歯科医院を受診するべき

残存歯がある場合は残存歯に合わせてのメインテナンスになりますが、全部床義歯であれば、半年から1年に1回はチェックと必要によっては調整。そして、プロフェッショナルケアを行います。粘膜に炎症や傷がないか、義歯は安定しているか、押して痛くないか、ちゃんと噛めているかなどを調べます。義歯の問題なのか、患者さんの使用方法の問題なのかを見極めるのも重要です。24時間入れ続けていないか、清掃は問題ないかもチェックします。

まとめ　　全部床義歯装着者は、有歯顎者と比較すると咬合力が低下しています。食べられるものが制限されたり、痛みがあったりすれば、途中で食べたくなくなってしまいます。話すたびに義歯が外れてしまえば、人と会うことも嫌になる。そして笑えなくなります。食べる、しゃべる、笑うという人生の喜びを支える義歯。保管のしかたや洗浄のしかたもずいぶん変わっているようです。しっかりアップデートしましょう[7]。

PART 2

歯科衛生士は
これが聞きたい!
7つの
クリニカルクエスチョン

各専門分野について、歯科衛生士からよく寄せられる疑問について、回答しました。
臨床への活かし方も含めてご覧ください。

P.80　CHAPTER1　**唾液**に関するQ&A
槻木恵一、井上 和

P.85　CHAPTER2　**骨**に関するQ&A
塚崎雅之、井上 和

P.90　CHAPTER3　**くさび状欠損**に関するQ&A
黒江敏史、井上 和

P.96　CHAPTER4　**顎関節症**に関するQ&A
西山 暁、井上 和

P.101　CHAPTER5　**歯内療法、エンドペリオ**に関するQ&A
伊藤創平、井上 和

P.109　CHAPTER6　**アライナー矯正**に関するQ&A
常盤 肇、井上 和

P.115　CHAPTER7　**全部床義歯**に関するQ&A
松丸悠一、井上 和

CHAPTER 1
唾液に関するQ&A

槻木恵一
神奈川歯科大学
病理組織形態学講座
環境病理学分野
分子口腔組織発生学分野
主任教授・歯科医師

井上 和
ぶっちゃけK's seminar主宰
歯科衛生士

Q1 唾液腺マッサージの効果について詳しく教えてください。効果的な方法や回数なども知りたいです。

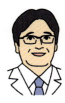

唾液腺マッサージは回数多くやればいいわけではないので、無理は禁物です。

　唾液腺マッサージ（P.15参照）は基本的にいつ行ってもよいとされていますが、食事前に毎回行う場合、4週間以上で安静時唾液が増加することが報告されています[1]。実施の目安としては、3つの唾液腺を各30秒以上、3クール、計3分以内で行う方法が多く推奨されていますが、回数を増やして効果が向上するかは明らかではないので、むやみに回数を多くすることは勧めないほうがよいかと思います。特に、==痛みが出ないように行う==ことが重要です。3つのすべての唾液腺を刺激する必要性については検証が不十分であり、特に舌下腺への刺激の効果は未確定です。

　唾液腺マッサージのみでも口渇感の改善が期待できますが、==あめ玉コロコロなどを併用する==ことで回数を減らしながら効果を得ることも可能です。高齢者にも有効であり、特に平均年齢81.5歳の試験でも効果が確認されていますが[1]、初めに唾液分泌効果を口腔水分計ムーカス（ヨシダ）などで測定することが推奨されます。

　唾液腺マッサージは少なくとも12週間継続すれば唾液分泌が増加し続けますが、マッサージを中止した場合の影響は不明なため、==継続した指導が望ましい==です。また、脱水は唾液分泌を低下させるため、水分補給が必要です。

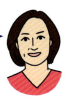

　私は唾液腺相当部位を押すだけで唾液が出ますが、以前そうじゃない人もいると聞いてビックリしました。自分が押せば出るので、患者さんにも「押せば出ます」と指導をしていました！ マッサージを続けることで唾液が増加するのなら、美容のためのマッサージ器を唾液腺マッサージに使ったらいいかも。唾液も増えて、お肌もツルツルになって、一挙両得。マッサージは服薬などで唾液の分泌量が減少した高齢者でも簡単にできるので、積極的に勧めています。

Q2 アミラーゼなどの分解酵素について、詳しく教えてください。

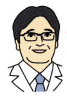

唾液アミラーゼは消化酵素であるだけでなく、さまざまな可能性を秘めています。

　唾液アミラーゼ（salivary amylase）は、唾液中に含まれる消化酵素の一種で、主にでんぷんを分解する役割をもっています。この酵素は、唾液腺の中でも耳下腺や顎下腺などから分泌され、食事の際に口腔内に分泌されることで、最初の消化プロセスを担います。唾液アミラーゼは、でんぷんなどの多糖類を加水分解し、マルトース（二糖類）やデキストリン（短鎖の多糖類）に変えることで、腸での消化吸収を助けます。

　唾液アミラーゼの活性は、個人差が大きく、食生活によって異なります。たとえば、炭水化物を多く摂取する食生活を送る人は、唾液アミラーゼの活性が高い傾向にあります。これは、進化の過程で唾液アミラーゼ遺伝子のコピー数多型が生じていることが原因です。また、近年の研究では、アミラーゼ遺伝子のコピー数の多い人に肥満が少ないという報告があり[2]、唾液アミラーゼの役割は今後、消化だけではない可能性が示唆されます。

　さらに、唾液アミラーゼはストレス反応の指標としても注目されています。ストレスや緊張がかかると、交感神経のはたらきにより唾液アミラーゼの分泌が増えることがわかっています[3]。そのため、唾液を採取して唾液アミラーゼの量を測定することで、ストレスレベルの簡便な評価が可能です。この方法は、非侵襲的で手軽なため、心理学や医療の分野で活用されています。

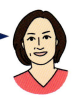

　海外に行くと、驚くほど太った人たちに出会うことがあります。肥満により電動車椅子がないと移動ができないような人たちもいます。多分200kgは超えている。普通の生活を送るのは難しいでしょう。しかし、日本で歩けないほど太っている人はそういません。それは、多くの日本人が肥満に強くないからです。日本人は太ってくると糖尿病などを発病してしまいます。欧米人のように太ってはいるけれど健康な人にはなりにくく、病気になるのでダイエットをするしかありません。人種によってもずいぶん違いますね。

Q3 ドライマウスの患者さんへの対応を教えてください。

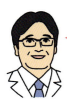

原因を特定したうえで、症状に合わせて対応を選びましょう。

　ドライマウス（口腔乾燥症）の患者さんへの対応においては、原因の特定と症状の緩和を目的とした多角的なアプローチが重要です。ドライマウスの原因としては、薬剤の副作用、シェーグレン症候群などの疾患、加齢、ストレス、脱水などが挙げられるため、患者さんの背景を詳しく確認する必要があります。患者さんのライフスタイルに合ったケア方法を提案し、継続的な管理とフォローアップを行うことが大切です。

1. 唾液分泌を促す対応
　唾液腺マッサージ（P.15参照）や咀嚼運動を促すことも有効です。特に「うまみ」の刺激が唾液分泌を高める効果があるため、うまみドリンクが役立つ場合があります。サプリメントのコエンザイムQ10も1日約100mgの摂取で効果がある場合があります。

2. 水分補給
　脱水はドライマウスを悪化させるため、こまめな水分摂取を勧めます。ただし、アルコールやカフェインを含む飲料は脱水を招く可能性があるため避けるべきです。また、口腔内を湿らせるため、人工唾液や保湿ジェルの使用も効果的です。

3. 生活習慣の改善
　ストレスが唾液分泌を抑えることがあるため、リラクゼーション法を取り入れることが推奨されます。さらに、喫煙や過剰な飲酒は口腔乾燥を悪化させるため、これらを控えるよう指導します。

4. 医療的対応
　症状が重い場合や原因疾患が疑われる場合は、歯科医師による適切な診断と治療が必要です。薬剤性ドライマウスの場合は、処方薬の変更や調整を検討します。また、ピロカルピンなど唾液分泌を促す薬剤が適応される場合もあります。

5. 口腔ケア
　唾液が減少するとう蝕や歯周病のリスクが高まるため、適切な口腔ケアが不可欠です。フッ化物配合歯磨剤や洗口液を使用し、定期的に歯科受診を勧めます。また、舌苔の清掃やていねいなブラッシングも重要です。

　口腔乾燥はう蝕に対する極度のリスクです。唾液は口腔内で体を守るもっとも強力な兵隊。ドライマウスになるとう蝕は急激に進みます。唾液の減少が疑われたら、まず受診を促します。ジェルやスプレーで乾燥に対応する前に、大元の原因をはっきりさせて、必要なら投薬をしてもらいます。

PART2 CHAPTER1 唾液に関するQ&A

Q4 唾液は摂取する水分量に依存すると聞きましたが、
お茶や炭酸飲料でも効果は同じでしょうか？
1日に必要な水分量は、年齢や性別によっても異なりますか？

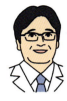

お茶や炭酸飲料の効果は水とは異なります。1日に最低1Lは水を飲んでほしいです。

　唾液分泌は摂取する水分量に大きく影響を受けますが、お茶や炭酸飲料の効果は水と同じではありません。==水分補給には、基本的に純粋な水や白湯が最適==であり、唾液分泌を安定させるためには、==こまめに水を飲む==ことが推奨されます。一度に大量に飲むのはお勧めできません。大体コップ1杯を目安に飲んでください。

　一方、お茶や炭酸飲料には利尿作用のある成分（特にカフェインや糖分）が含まれていることがあり、これが逆に体の水分を失わせます。たとえば、緑茶やコーヒーなどのカフェインを含む飲料は適度な範囲では水分補給に役立つものの、多量摂取は脱水を引き起こすこともあります。炭酸飲料や糖分の多い飲料は唾液分泌を一時的に促進する場合もありますが、口腔内のpHバランスを崩し、う蝕や歯周病のリスクを高める可能性があるため、注意が必要です。

　1日に必要な水分量は、年齢、性別、体格、活動量、環境条件（気温や湿度など）によって異なりますので、その場に応じて対応する必要がありますが、==健康な方であれば最低1Lくらいは飲んだほうがいい==でしょう。高齢になると喉の渇きに対する感覚が鈍くなるため、脱水予防のために意識的な水分摂取が必要です。目安は成人と同様ですが、体重や健康状態に応じて調整する必要があります。

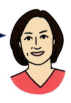

　水分ならなんでも良いと考えている人たちは多いです。高齢者で、毎日何杯かお茶を飲むので、それとは別にわざわざ水なんて飲まなくてもいいだろうと考えている人たちも多い。味がついていない飲み物は飲みにくいとおっしゃる人もいますし、普通の水は飲む習慣がない人たちもいます。水分補給はミネラルウォーターで良いですし、水道水でも大丈夫です。温水でも良いので「水」を飲むよう指導をしましょう。

Q5 舌下から吸収される薬がありますが、吸収されるもの、されないものがあるのは、何の違いでしょうか？

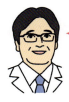

舌下から吸収されるかどうかは、薬の化学的性質と舌下の構造によって影響を受けます。

　舌下投与は、舌の下に薬を置き、口腔粘膜を通じて直接血流に吸収される方法です。この経路では、薬が消化管や肝臓を経由しないため（初回通過効果を回避）、吸収が速く、薬効が早く現れる特徴があります。ただし、すべての薬が舌下で吸収されるわけではありません。その違いは以下の要因によって決まります。

1. 薬の溶解性

　舌下から吸収されるためには、薬が唾液などの水分に溶ける必要があります。水溶性と脂溶性のバランスが重要で、適度に脂溶性の性質を持つ薬は、細胞膜（脂質層）を通過しやすく、吸収がスムーズになります。

2. 分子量

　薬の分子量が小さいほど、舌下粘膜を通じて速やかに吸収されます。分子量が大きい薬は、粘膜を通過しにくいため、吸収されにくくなります。

3. 薬の安定性

　舌下では唾液の影響を受けるため、唾液中で安定している薬である必要があります。不安定な薬は、舌下で分解されてしまい、吸収が阻害される可能性があります。

4. 舌下の構造

　舌の下は薄い粘膜と豊富な毛細血管で構成されており、水や脂に溶けやすい小分子の薬はこの血管にすぐ取り込まれます。逆に、吸収に時間がかかる薬や大きな分子の薬は、舌下吸収には不向きです。

5. 薬の用途

　舌下吸収は、即効性が求められる薬に多く使用されます。たとえば、狭心症の発作時に用いるニトログリセリンや、不安や痛みを即座に和らげるための薬が代表例です。

　薬の舌下吸収はその化学的性質と舌下の構造の相互作用によるものであり、薬の種類や目的に応じて設計されています。

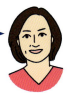

　舌下から吸収される薬があると聞くと、食べ物も舌下から吸収されるのかなと思うのですが、それはないそうです。果物の汁などがいきなり舌下から血液に入り込んだら、消化もされていないわけで、そりゃ危険ですよね。

CHAPTER 2
骨に関するQ&A

塚崎雅之
昭和医科大学歯学部口腔生化学講座
教授・歯科医師

井上 和
ぶっちゃけK's seminar主宰
歯科衛生士

Q1 骨隆起の起こるメカニズムについて教えてください。骨隆起が起こる人と起こらない人がいるのはなぜですか？ 唇側にできる人、舌側にできる人がいますが、力のかかり方の違いですか？

骨隆起は、骨細胞から骨芽細胞へのはたらきかけで生じ、チカラが波及する部位も影響します。

　本書の中でも、宇宙飛行士の骨粗鬆症や無歯顎患者の顎堤が痩せる話が出てきました。基本的には、チカラがかかると骨は太く丈夫になり、チカラがかからないと骨は痩せていきます。どのようにして、骨は目に見えない「チカラ」を感じて、増えたり減ったりするのでしょうか？ 実はこの仕組みがわかってきたのはここ数年のことです。

　地球上のあらゆる生命はつねに、重力だけでなく、押されたり引っ張られたり曲げられたりといったさまざまな「チカラ」を受けており、これを**メカニカルストレス**と呼びます。私たちの身体は、多種多様な仕組みによって目に見えない「チカラ」を感じています。たとえば、皮膚にはチカラを感じる特殊な細胞がいて、物理的に押されると細胞膜に存在するイオンチャネル（イオンを通す孔）が開き、細胞にイオンが流入し電気信号が生まれ触覚を感知します。この発見は、2021年にノーベル医学・生理学賞の対象になっており、「チカラ」の生物学（メカノバイオロジーと呼びます）は科学全体のホットトピックです。

　Part1で解説されたように、骨には、破骨細胞と骨芽細胞だけでなく、骨に埋没した「骨細胞」が存在します。自分がつくった骨に埋もれてしまった骨芽細胞のことを骨細胞と呼び、骨に埋もれて動けなくなり、ただボーっとしているだけの役立たずと考えられてきました。ところが近年、==骨細胞が骨へのメカニカルストレスの感受に重要な細胞である可能性==が指摘され、大きな注目を集めています。前述の皮膚の触覚受容を担うイオンチャネルの仲間が骨細胞にも発現しており、骨に加わるチカラを骨細胞が認識し、「ここは負荷が大きいから骨を丈夫にしてください」と骨芽細胞にはたらきかけ、骨形成を促すことがわかってきたのです。骨隆起は、強い咬合力を感じた顎骨の骨細胞が、「この人は噛むチカラが強いから、顎の骨を補強してください」と骨芽細胞にはたらきかけるために生じる現象と考えられます。噛み合わせによってチカラが波及する部位に個人差があるために、骨隆起の出現部位は人によって異なるのだと考えられます。

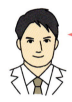

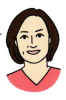

　以前私は、骨隆起は力がかかる部位を補強するために膨らむのだと思っていました。それにしても、プクッと丸い膨らみや、正中口蓋縫合にできるモコモコとした凸凹の膨らみが、その部分の補強をしているようには見えなくて、一体骨隆起はなぜできるのだろうと不思議でした。解決しました！

Q2 プラークコントロールは良いのに、歯周炎が止まらない患者さんがいます。なぜですか？

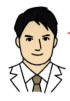

大きく分けて、チカラ、細菌、免疫の3つの要因が考えられます。

1. チカラ

　プラークコントロールが良くても、ブラキシズム、咬合性外傷などにともなう過剰なチカラによって、炎症と骨吸収が生じるケースがあります。前述のように、チカラが骨細胞に加わると骨を増す反応が生じますが、==チカラが歯肉や歯根膜に加わると骨吸収が起こります。==矯正治療においても、圧迫側で骨吸収が生じることで歯が押された方向に動きます。歯肉や歯根膜の細胞がどのようにしてチカラを認識し、それがどのようにして骨吸収につながるのかは未だに解明されておらず、歯学領域の重要な研究課題となっています。

2. 細菌

　口腔細菌については、==量だけでなくバランスも重要==だと考えられています。プラークがべっとりついていてもなぜか歯周炎になりにくい人、反対にプラークコントロールが良好でも歯周炎が進行しやすい人がいるかと思います。この現象を説明するために、口腔フローラには「良いバランス・悪いバランス」があるのではとの仮説が立てられていますが、その実態に関しては不明な点が多いのが現状です。P.g.菌が少しでもいると口腔フローラのバランスが崩れることや、鞭毛を持つウネウネした菌は歯肉の細胞を刺激して炎症を起こす能力が高いことなどが報告されていますが[1]、口腔には約700種類の菌が生息しており[1]、何をしているのかよくわからない菌が大多数です。細菌叢の複雑なバランスには個人差も大きく、数種類の菌の存在だけで歯周炎リスクのすべてが説明できることはなさそうです。

3. 免疫

　免疫系の異常をともなう遺伝性疾患の患者さんでは歯周炎が急激に進行することからも、歯周炎の病態において免疫系が重要な役割をもつことは明らかです。==免疫系が強すぎても弱すぎても重篤な歯周炎につながる==ことが知られており[2]、やはりこちらも複雑なバランスの問題で完全には理解されていません。

　骨吸収を強く誘導するタイプの免疫細胞が同定されており、これを標的とした薬の臨床試験[3]が、遺伝性の重篤な歯周炎患者を対象にアメリカで進められています。また、免疫には大きく分けて**獲得免疫**と**自然免疫**があり、前者は病原体を特異的に認識して効果的に狙い撃ちするライフル銃のようなイメージ、後者は非特異的に爆発する手榴弾のようなイメージです。手榴弾が爆発すると、敵だけでなく近くにいる味方にも被害が出ますが、このような手榴弾型の免疫が優勢な方（特に高齢者では手榴弾型に傾きます）では歯周炎が進行しやすいことも報告されています[4]。

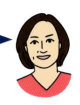

　プラークコントロールが良いのに深いPPDがなくならない患者さん。歯周外科治療後はしばらく経過がよかったのに、1年ほど経つとまたじわじわとPPDが深くなる患者さんって本当に悩みます。力をかければ骨吸収するというのをあたりまえのように思っていましたが、歯肉や歯根膜の細胞がどのようにしてチカラを認識するのかなんて視点はまったくありませんでした。その道の研究者はそう考えるんだな、とちょっと感動しました。

　私は料理をするとき、「ここでちょっとオイスターソース足すとコクが出ておいしくなるだろうな」なんて感覚で作っているのですが、研究者視点だと、「ここで〇〇という成分を〇mL加えることで、脳はこれをおいしいと判断するのです」みたいな感じなのでしょうか。面白い。

Q3 骨粗鬆症は歯槽骨にも影響するのでしょうか？ 骨粗鬆症と歯周病との関連はありますか？注意点があれば、教えてください。

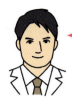

骨粗鬆症の影響は、歯槽骨では見えづらいようです。

顎骨で特に骨粗鬆症の影響を受ける部位として、下顎骨下縁皮質骨が知られています。骨粗鬆症の患者さんでは下顎骨下縁皮質骨が薄くなるので、==歯科におけるパノラマエックス線写真が骨粗鬆症の患者さんのスクリーニングに活用できる可能性==が報告されており[5]、新しい医科歯科連携の形として注目されています。歯槽骨も骨粗鬆症の患者さんでは脆くなると考えられますが、全身の骨量との相関は下顎骨下縁皮質骨よりも低いようです。歯槽骨は細菌感染やチカラの影響を受けやすい部位ですので、これらの影響力のほうが強く、骨粗鬆症の影響が見えづらい部位なのではと考えています。

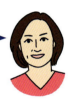

骨粗鬆症はもちろん骨の病気。顎の骨がなくなって歯が抜けてしまう歯周炎も骨の病気です。当然影響はあるでしょうけれど、やはり細菌感染の影響のほうが大きいのですね。骨粗鬆症の薬には、骨のリモデリングのときの、破骨細胞のはたらきを抑制する薬、骨を作る骨芽細胞のはたらきを後押しする薬があります。破骨細胞のはたらきを抑制するBP製剤は歯周炎における骨の吸収も抑制するという報告があります[6]。

PART2 CHAPTER2 骨に関するQ&A

Q4 骨に関する新しいトピックスを教えてください。

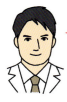

骨の部位による違いや、新しい機能についてトピックになっています。

「『骨』と聞くと何を思い浮かべますか？ 頭蓋骨？ 肋骨？ 大腿骨？」

これは、PART1 CHAPTER2の冒頭で、和さんが書かれた言葉です。実はいま、骨の部位による違いが大きなトピックスになっています。骨の中には骨髄があり、血液細胞が作られていることも本書（P.18）で紹介されています。若いうちは主に手や足の骨髄で血液が作られますが、加齢にともない、なんと頭蓋骨が主な造血部位となり、手や足の骨よりも若々しい血液細胞を作ることが2024年にNature誌に報告されました[7]。背骨を作る幹細胞も発見され、これが他の骨の細胞と性質が異なることが、がん転移が背骨に多い理由を説明する可能性も2023年にNature誌に報告されています[8]。

もう1つが、骨の新しい機能についてです。骨は身体を支持する運動器、カルシウム貯蔵器、造血器としての3つの機能がよく知られていますが、筆者（塚崎）は==骨に宿る「生体防御器」という新たな側面==を2024年にNature誌に報告しました[9]。口腔がんが骨に近づくと、骨の周りを包む骨膜が分厚くなることで防御壁をつくり、物理的にがんの進行を食い止める現象を発見したのです。免疫系以外のシステムがもつ抗がん作用を世界で初めて証明した画期的な成果と考えています。進化的には、骨の起源は体表面を覆う鎧のようなもので、主な機能は外敵や病原体から身体を保護することでした。古代生物の身体を覆う骨が宿していた生体防御能が、私たちの体の中の骨にも残っているのかもしれません。

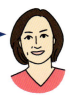

骨髄というと、手や足の太い棒のようなものの中身といったイメージですが、頭蓋骨で赤血球や白血球がつくられるんですか！ 驚きです。骨はがん細胞の存在をキャッチして、骨を守るために周囲の骨膜を厚くするんですね。免疫系以外にも抗がん剤作用があることがわかったというその研究もスゴイです。どうやって骨はがん細胞と健常な細胞を見分けるのでしょう。この防御壁を作る仕組みを人為的に操作することができれば、がんに立ち向かう新しいカードを手に入れることができそうです。他のさまざまな組織にも抗がん作用があるかもしれません。今後の研究に期待します。身体を支えるだけではない骨の存在価値、スゴイな骨！

89

CHAPTER 3
くさび状欠損に関するQ&A

黒江敏史　井上 和
黒江歯科医院[山形県]　ぶっちゃけK's seminar主宰
院長・歯科医師　歯科衛生士

Q1 NCCLの有無や大きさと知覚過敏症状の大きさが比例しないことを経験しますが、なぜですか？ また、知覚過敏症状が改善されない場合の対応を教えてください。

NCCL部の象牙質に特定の変化がみられると、知覚過敏症状が出ない場合もあります。

象牙質知覚過敏は「温度・乾燥・擦過・浸透圧・化学的な刺激に対して、露出した象牙質で起きる短く鋭い痛みで、他の歯質の欠損や病態に起因しないもの」です[1]。そのメカニズムは、上記の外来刺激によって象牙細管内の組織液が動くことで、歯髄側に位置した神経終末が刺激されて痛みを感じると考えられています（動水力学説）[1]。この現象が起きるためには、「象牙質が露出していること」と「象牙細管が口腔側から歯髄側まで開いていること」が必要です[1]。

NCCLの部分では、象牙質は露出していますが、象牙細管の状態は個々の歯で大きく異なります。象牙質表面にスメア層が形成されたり、象牙細管が石灰化して閉塞したり（透明象牙質）、歯髄側に新たな象牙質が形成されたりすると（第二・第三象牙質）、外来刺激はブロックされて歯髄に伝達されにくくなります（下図）。NCCLが大きくても知覚過敏症状がない場合は、NCCL部の象牙質にこれらのような変化が起きていると考えられます。一方、透明象牙質と第二・第三象牙質は加齢変化的な側面もあるため、これらが起きていない若年者では、わずかな歯根露出やごく小さなNCCLに強い知覚過敏症状が出ることは珍しくありません。

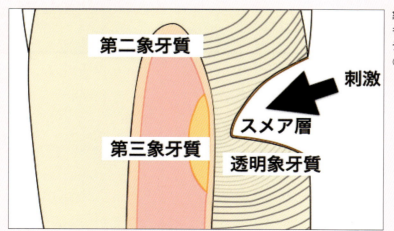

象牙質に起きる変化。いずれも歯髄への刺激を遮断するようにはたらきます。
（筆者作成）

象牙質知覚過敏への対応は、基本的に「知覚の鈍麻」か「象牙細管の封鎖」か「露出象牙質の被覆」であり、その目的を達成するために多くのアプローチがあります。残念ながら、「これさえやっておけば大丈夫」といったオールマイティな方法はありません。そのため、複数の選択肢を手の内に持っておくことが大事です。

上記の定義が示すように、「しみる＝象牙質知覚過敏」ではありません。う蝕・破折・歯髄炎・辺縁漏洩・咬合性外傷等でも「しみる」という訴えが出るため、象牙質知覚過敏の診断は基本的に除外診断です[1]。そのため、象牙質知覚過敏と思って対応した「しみる」が改善しない場合、他に原因がある可能性を疑ってみる必要があります。「治らない象牙質知覚過敏」と思われた「しみる」の原因が、歯髄壊死だったことを筆者は経験したことがあります。

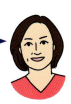
ものすごく大きなNCCLがあるのに、まったくしみないという患者さんはいますよね。逆に、それほど歯肉退縮もなく歯質の喪失もないのに、「しみるんです」と訴える患者さんもいます。そして、「知覚過敏」という言葉が一般の人たちにも浸透してきているので、「私、知覚過敏なんです」と訴えてくる患者さんも増えています。なんでも冷たいものがしみたら知覚過敏とは限らないということ、そして知覚過敏には「象牙質知覚過敏」という正式名称があるということを覚えておきましょう。

Q2 どのような状態になったら、歯科医師に修復を依頼したらよいでしょうか？ 何か基準はありますか？

知覚過敏がある場合などは介入が必要となります。

う蝕では病気になった歯質（軟化象牙質）が減っていきます。一方、NCCLでは病的な歯質はなく、歯質が減るというプロセス自体が病的なのです。そのため、歯質を減らしている原因を特定し対応することがもっとも重要になります。NCCLの原因は患者さんの習慣に関係が深いため、先入観を排除して詳細に調べる必要があります。

そのため、歯質喪失の原因をコントロールできれば、喪失した歯質を必ずしも速やかに修復する必要はありません。治療介入が必要になる状態としては、以下のようなものがあります。

- 知覚過敏症状がある
- 進行性である
- NCCLの存在がプラークコントロールを困難にして、う蝕の発生が危惧される
- 歯髄への感染が危惧される
- 構造的な弱体化が危惧される
- クラスプが設置される

裏を返せば、これらに該当しない場合は、原因に対策を取って経過観察で問題ありません。進行性か否かを見極めるためには、介入しないである程度の期間経過観察する必要があります。

　速やかな介入が必要になるのは、知覚過敏症状がある場合です。低侵襲・可逆的・安価なものから段階的に行っていくことが、象牙質知覚過敏への対応の基本原則です[2]。しかし、知覚過敏症状が強い場合は、速やかに修復したほうが確実に症状を軽減できます。

　かなり深いNCCLでも最深部がプラークフリーであることが一般的で（下図）、プラークが問題になることは多くないと考えています。う蝕が生じるのは、ブラッシングする時は歯磨剤を併用して強圧の水平的ストロークで行うが、習慣化されておらず、ブラッシングとブラッシングの間にプラークが蓄積するような人だと考えています。そのような場合は、まずOHIを行い、ブラッシング習慣が改善しない場合は早期に修復したほうがよいでしょう。

　もし歯肉退縮が大きく、「長くなった歯を改善したい」という希望がある場合は、NCCLをコンポジットレジンで修復しても満足は得られません。根面被覆が適応になります。

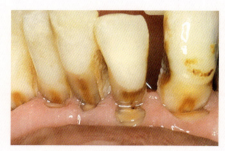

NCCLの最深部はプラークフリーですが、隣接面には厚い沈着物が見られます。処置を行う前に写真を撮影しています。

（文献3より転載）

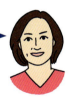

　歯頸部の喪失を見つけるとすぐに充填をしたくなるし、「しみる」という訴えがあればますます充填をしたくなる歯科医師は多いのではないでしょうか。原因を除去することができれば、経過観察でも問題はないということですね。しかし、ブラッシングの習慣は「癖」のようなもので、なかなか変えることは難しい。「歯ブラシを小さく動かしてください」と指導をしても、気づくとガシガシ磨いてしまうという患者さんも多いです。口腔内規格写真を定期的に撮影し（PART1 P.34）、その変化を確認し、喪失が進むようなら充填をします。記録がなければ、進行性かどうかはわかりません。

Q3 アブフラクションは学術的に否定されたとのことですが、咬合(力)はNCCLにまったく関係がないのでしょうか?

力の影響はありますが、アブフラクション仮説の想定とは異なり、限定的でしょう。

　力がまったく関係ないとは考えていません。頻度は少ないですが、CEJ部のエナメル質マージンが弾け飛んだようなNCCL(下図)は力が主たる原因と考えられます。

　前装冠の前装材料がマージン部で弾け飛ぶのと同様のメカニズムで起きていると考えられ[4]、このような歯質喪失は摩耗と酸蝕では説明困難です。しかし、NCCLの主体は象牙質の欠損であり、CEJ部エナメル質マージンの喪失はごくごく一部に過ぎません。そのため、このメカニズムのNCCLに対する影響は限定的です。アブフラクション仮説の提唱者たちは、このような現象を想定していませんでした。

　エナメル質マージンの剥離はNCCL歯冠側のマージン部でも見られるため(下図)、初発ではなくNCCLが歯冠側へ拡大することに貢献している可能性はあります(象牙質が露出した部位は摩耗で喪失しやすくなります)。

　エナメル質は非常に硬いですが、脆いです。一方、象牙質は変形しやすく、エナメル質よりもクラックが入りにくい性質があります。そのため、力で破壊されやすいのはエナメル質ですが、NCCLでは選択的に象牙質が喪失しています。これもアブフラクション仮説には不都合な事実です。

　現代のブラッシング習慣が確実になかった時代のヒトの歯の咬合面は非常に減っていますが、NCCLはありません[5]。もし力が原因であれば、昔からNCCLが存在して然るべきですが、NCCLが報告されるようになるのはかなり現代に近くなってからです。考古学資料から言えるのは、咬合面と歯頸部の歯質喪失は無関係であることです。現代人でも咬合関連要因とNCCLの確実な相関関係は確認されていません[6]。

CEJ部のエナメル質が弾け飛んだようなNCCL。

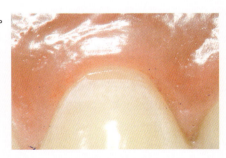

(文献3より転載)

NCCLの歯冠側マージン部で見られたエナメル質の剥離。

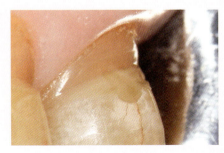

アブフラクションが念頭にあると、咬耗とNCCLがある症例ばかり印象に残りがちかもしれませんが、ニュートラルに見るとそうではないケースが多々あります（下図）。NCCLを見たら、力の問題があると決めつけず、フラットに原因を探してみましょう。

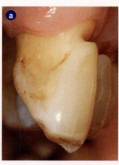 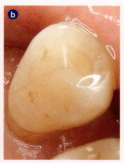 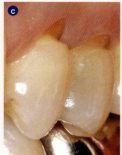 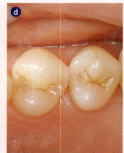

NCCL有／咬耗大。左は初診時のもので、その後2̲は抜歯しています。右は抜歯後です。

NCCL有／咬耗小。

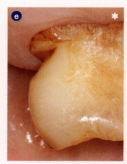 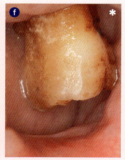 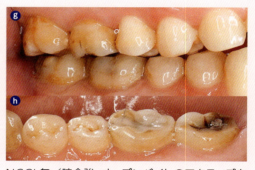

NCCL有／咬合無。対合歯のない歯に発生したNCCL。

NCCL無／咬合強。オープンバイトのアクティブなブラキサー。

それぞれのペアは同じ歯を別方向から見ています。
（＊は文献3より転載）

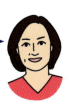

正直、個人的には経過を追ってみて「これは絶対に力が原因だ」と思われるNCCLに気づいたことがありません。見ているのかもしれませんが、気づいたことはないです。むしろ、ものすごい咬耗があり、咬合面がすっかりフラットになっているようなケースでも、NCCLがまったくないのはよく見ます。「力がかかっているからといって、歯頸部に喪失が起こるわけではないんだな」と思うことのほうが多いです。NCCLに対する力の影響はまったくないとは考えていませんが、「それほど大きくはないだろう」と考えています。

PART2　CHAPTER3　くさび状欠損に関するQ&A

Q4　歯磨剤で歯が削れるって、歯磨剤が粗かった昔の話ですよね？現代の歯磨剤では同じことは起きないですよね？

歯磨剤の影響についてアップデートが必要です

　研磨剤が入った歯磨剤を用いて摩耗によってNCCLを再現した研究は、古くは1907年に発表されています[7]。さらに、1940年代にも同様の研究が複数発表されています[8,9]。しかし、これらの時代の歯磨剤は現在のものと比較して非常に粗い研磨剤を含んでおり、現代にそのまま当てはめることはできません。

　アブフラクションが広まったことで、1990年代には「摩耗ではNCCLができない」と信じられるようになりました。これらの研究を持ち出して反論しても、「歯磨剤が粗かった昔の話でしょ」と言われれば、それで終わりでした。

　ところが、21世紀になり、現代の歯磨剤（低研磨性に分類されるものも含む）を用いて、実験的にNCCLを再現した研究が続々と発表されていきました[10-12]。興味深いことに、歯磨剤を併用した摩耗によって、くさび状・皿状・混合型といった臨床的に遭遇するNCCLのバリエーションが再現されています。インディアナ大学のカリオロジー・修復グループは2010年代後半からよくデザインされた一連の研究を発表しており、歯磨剤と歯ブラシの組み合わせの影響や歯ブラシのデザインの影響など、一気に知見が深まっています[13-18]。2025年においてNCCLを語るには、これら最新の知見にアップデートする必要があります。

　アブフラクション肯定派から「所詮実験的研究でしょ」との批判が出るかもしれませんが、PART1 P.30で述べたように、アブフラクションが実験的に再現されたことは未だかつてないことを忘れてはいけません。酸蝕でもNCCLの形態に歯質が喪失することは再現されていません。実験的な研究ではありますが、現時点では==摩耗がNCCLの原因であることを支持する根拠が圧倒的に多い==のです。

　筆者が臨床例で検証した結果でも、摩耗の影響が強いことが示されています。それらの詳細は、『なぜ起きる？どう対応する？ 非う蝕性歯頸部歯質欠損 NCCL』（クインテッセンス出版刊）[3]を参照してください。

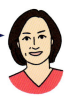

　以前東南アジアを旅したとき、その国の歯磨剤を使ってみると、クレンザーレベルのザラザラ感だったりしました。確かに粗い研磨剤のほうが削れるでしょうが、現在の歯磨剤を用いた研究でもNCCLは再現されているのですね。臨床実感としては、やはり横磨きで大きなストロークの人にNCCLができやすいと感じます。ストロークが大きいと、肝心な隣接面には歯ブラシの毛が入らず、特に頬側の一番膨らんでいる部位にばかり当たるので、そこが減ります。当然ですね。

CHAPTER 4
顎関節症に関するQ&A

西山 暁
東京科学大学総合診療歯科学分野准教授
東京科学大学病院顎関節症外来診療科長
歯科医師

井上 和
ぶっちゃけK's seminar主宰
歯科衛生士

Q1 顎関節症の患者さんにおいて、エックス線写真で見るべきところを教えてください。

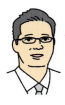

顎関節のうち、とくに下顎頭の形態や皮質骨に注目しましょう。

　一般的に行われる画像検査はパノラマエックス線検査だと思います。まず見るべきは顎関節で、特に下顎頭の形態や皮質骨（白線）に注目します。**下顎頭頂部の白線が不鮮明、あるいは連続性が絶たれている場合は要注意です。**あとは、顎関節症の症状と類似した疾患を鑑別するために、歯や歯槽骨の異常、上顎洞の異常についても確認します。

　パノラマエックス線写真で下顎頭の形態を確認する場合、撮影時の条件が咬合位だと下顎頭と他の骨構造物が重なり、下顎頭だけを描出することが難しくなることがあります。この場合、10mm程度のブロックやロールワッテを前歯部で噛ませた状態で撮影すると、下顎頭がわずかに前方滑走することから、下顎頭が見やすくなります。

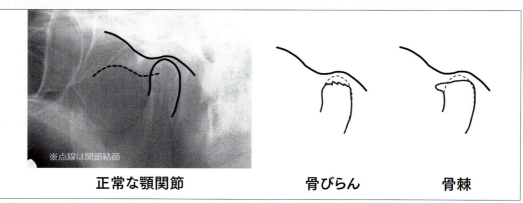

※点線は関節結節

正常な顎関節　　　骨びらん　　　骨棘

（筆者作成）

正常な顎関節のパノラマエックス線写真（左顎関節部）。関節機能に関与する関節隆起と、その外側にある関節結節の位置関係を正しく読影する必要があります。

　顎関節は当然直接見えないのでエックス線写真が頼りです。顎関節の不調和を訴える患者さんにはパノラマエックス線写真を撮影します。普段はあまり注目することのない顎関節ですが、パノラマエックス線写真をよく見てみると左右差があることはとても多いです。その形の差はさまざまで、注目して見てみるととても面白いです。人って左右対称みたいに思われるけれど、ずいぶん違うんだなぁって思います。皆さんも顎関節、見てみてください。個人的にはロールワッテを噛むと鳥肌が立ちます。ガラスを爪で引っ掻く、あの感じです。

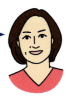

PART2　CHAPTER4　顎関節症に関するQ&A

Q2 マウスピースはどのようなものが有効ですか？ 上顎に入れるのと下顎に入れるのでは、どちらが良いのでしょうか？

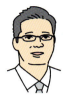

上顎のスタビリゼーションタイプのマウスピースが良いです。

　痛みのある顎関節症患者に対するマウスピース（口腔内装置：OA）の使用は、==顎関節症治療の診療ガイドラインで推奨されている治療==になります。ただし、スタビリゼーションタイプ（ハードタイプで全体的に咬合接触が付与されているもの）で睡眠中の使用に限定されます。上顎に装着するのは、上顎歯列が下顎歯列に対して外側に位置しているため、睡眠時ブラキシズムが生じた際に、上顎歯列を外側に押し開く力が加わるからです。また、閉口筋（咬筋や側頭筋）は歯列よりも後方に位置していることから、睡眠時ブラキシズムが生じた場合、大臼歯部に過大な力が加わる傾向があります。そのため、咬合接触は大臼歯部でやや弱めにしておきます。

上顎のスタビリゼーション型口腔内装置。大臼歯部で咬合接触をやや弱めにするとともに、側方運動時のガイドも、大臼歯部で短めになるように調整します。

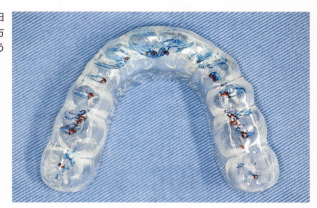

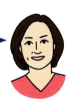

　スタビリゼーションには、安定させるという意味があります。マウスピースは、上顎に入れる物と下顎に入れる物があり、ハードタイプとソフトタイプがあります。どれがどのような理由で良いのか、歯科医師の先生によって違うので、スッキリしました。噛み合わせによっては、強く当たる歯やまったく当たらない歯があります。強く当たる歯は痛みやすく、当たらない歯は痛みにくい。マウスピースを使用することで、咬合力が一定の歯に集中しなくなります。特に、寝ている間の噛み締めによる歯の破折予防、顎関節の痛みの予防などのために使用されます。

97

| Q3 | なぜ関節円板は外れてしまうのですか？
必要だからあるのに、なぜ定位置にいなくなるのでしょうか？ |

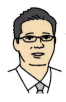

明確な理由は不明ですが、顎関節への負荷の影響などが考えられます。

　関節円板が転位する（位置がズレる）理由は、現時点では明らかになっていません。また、どの年齢で転位が生じるのかについてもわかっていません。睡眠時ブラキシズムのレベルと関節雑音（クリック音）の出現には相関関係があるという報告[1]がありますので、顎関節に加わる力が影響していることは考えられます。

　ここからは私見になりますが、外側翼突筋上頭が関節円板に付着しており、これが閉口時に活動すると言われていることから[2]、睡眠時あるいは覚醒時ブラキシズム（TCHなど）が過剰になることによって、関節円板が前方に引っ張られることが影響しているのかもしれません。

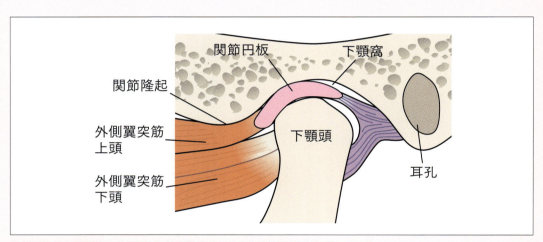

外側翼突筋と顎関節の位置関係。外側翼突筋の上頭は関節円板に付着しており、閉口時に活動するといわれています。

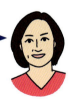

　関節円板は必要だからあるはずなのに、外れてしまうのがそれほど珍しくはないというのは不思議ですし、外れてしまってもそれほど問題が起こらないというのは面白いです。何のためにあるんだろうと思ってしまいます。骨と骨が直接当たらないようにするための緩衝材だとは思うのですが。外れたら外れたで、何か機能を果たしているのでしょうか。面白い組織です。TCHの患者さんは多いです。頬粘膜に噛み跡がくっきりついている患者さんには、必ずTCHの聞き取りをします。

PART2　CHAPTER4　顎関節症に関するQ&A

Q4 痛みがある患者さんにも、開口訓練が必要なのでしょうか？

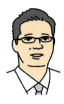

痛いから口を開けないという悪循環に陥らないように、開口訓練は必要です。

　痛みのある顎関節症患者に対する初期治療として、患者自身が行う開口訓練は顎関節症治療の診療ガイドラインで推奨されています。

　痛みがあるからといって、いつまでも口を開けない生活をしていると、痛みに過敏になり、余計に痛みを感じやすくなります。そうすると、さらに口を開けない生活を続けてしまい、悪循環に陥ります。この悪循環を断ち切るためにも、開口訓練を行って顎関節を動かし、咀嚼筋を伸ばして、代謝を促進することが重要です。

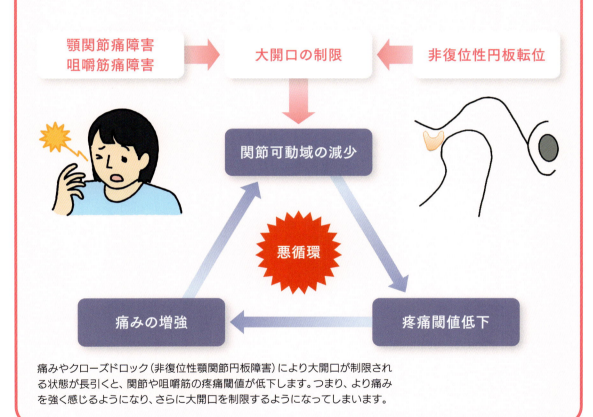

痛みやクローズドロック（非復位性顎関節円板障害）により大開口が制限される状態が長引くと、関節や咀嚼筋の疼痛閾値が低下します。つまり、より痛みを強く感じるようになり、さらに大開口を制限するようになってしまいます。

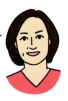

　症状が出たばかりの2週間ほどは安静が必要ですが、そのあとは開口訓練が必要ですね。歩かないでいると歩けなくなるのと同じように、口も開けないでいると開かなくなるとお伝えします。今は内科などでの手術後も早期離床が推進されています。手術の後すぐ歩行訓練をさせることも多いので、痛みのある患者さんに理解をしてもらうことはできそうです。患部を動かすことにより血行が良くなり、咀嚼筋を伸ばすことができます。痛みはともないますが、動かすことで動けるようになるとしっかり伝えます。

Q5 思春期の患者さんに対する注意事項と治療法を教えてください。

とくに女児で顎関節症になる傾向が大きいとされています。成人と同様に対応しましょう。

思春期前に比べて、思春期後では、顎関節症の有病率は増加し、特に女児でその傾向が大きいと報告されています[3,4]。女性ホルモンの影響や、思春期における抑うつや不安など心理的あるいは精神的要因が影響すると考えられています。

基本的には成人と同じ対応になりますが、==口腔内装置（マウスピース）の使用については慎重になる必要があります。==思春期は成長期でもあるので、上顎および下顎骨は成長段階にあります。このような時期に歯列を固定してしまう口腔内装置を装着すると、上顎骨の成長を阻害し、口腔内容積の減少や不正咬合を引き起こす可能性があります。したがって、余計な習癖をコントロールする行動療法や、開口訓練などセルフマネジメントを中心とした対応が良いと考えます。

顎関節症症状がない場合でも、日頃から大きな口を開けない生活を続けると、顎関節や咀嚼筋の成長にも悪影響を及ぼす可能性があります。さまざまな歯ごたえの食材をよく噛んで食べて、大きな口も開けるような習慣を身に付けておくことが顎関節症を発症させないための予防として必要だと言えます。

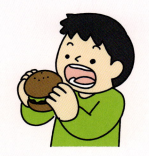
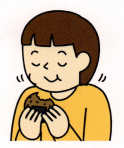

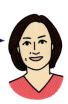

思春期の、特に女性の患者さんは、自分の顎の痛みについてあまり申し出ません。歯の治療に来たのに余計なことだと思っていたり、そもそも顎の痛みは歯科には関係ないと思っていたりする患者さんもいます。「顎の痛みとか、気になることはないですか？」と声をかけるのも良いですね。歯科治療中も10代の患者さんは口を大きく開けてくれません。口を大きく開け慣れていませんし、口を開けるのが恥ずかしいと感じていることもあります。私は開口器を使うことがあります。強制的に開けられたほうが楽だからです。

CHAPTER 5
歯内療法、エンドペリオに関するQ&A

伊藤創平
医療法人社団創世会
ITO DENTAL OFFICE[千葉県]
理事長・歯科医師

井上 和
ぶっちゃけK's seminar主宰
歯科衛生士

Q1 エンド由来なのか、ペリオ由来なのか、その見極め方のヒントを教えてください。

検査結果の特徴をおさえておき、歯科医師と連携して見極めましょう。

　エンドペリオ病変の特徴として、ほとんどの症例でまず歯内療法の治癒を待って初めてどの分類に属していたかがわかることが多く、術前の見極めが難しい分野です。しかしながら、PART1 P.58で示した分類❸の==歯周由来病変（Primary Periodontic Lesions）のみが歯髄が正常であり、治療計画として唯一歯内療法を先に行わない==という点も含めて特徴的であることを覚えておきましょう。

1. 歯髄の状態を確認する

　根管治療がなされていない歯の場合は、コールドテスト（冷温診）やEPT（電気診）で歯髄の生死を判断します。とくに、電気歯髄診はほとんどの歯髄が壊死していても一部歯髄が残存していると電流に反応すること（歯髄壊死なのに正常な反応をする偽陰性）があるため、注意が必要です。
- 反応がある場合（正常歯髄）→ 歯周由来病変（分類❸）の可能性が高い。
- 反応がない場合（歯髄壊死）→ 歯内由来病変の可能性が高い。

2. 歯周ポケット測定を正確に行う
- 歯内由来病変の場合、特定の部位のみ歯周ポケットが急に深くなることが多い。
- 歯周由来病変の場合、全体的な骨吸収が見られ、歯周ポケットの拡大が緩やかに進行する。
- 歯周ポケットが突然深くなった症例は、エンドペリオ病変や垂直性歯根破折、穿孔の可能性を疑う。

3. エックス線写真の特徴を理解する
- 根尖病変が見られる場合 → 歯内由来病変の可能性が高い。
- 広範な骨吸収が見られる場合 → 歯周由来病変の可能性が高い。
- 両方の特徴が混在している場合 → 複合型の可能性がある。
- 垂直性歯根破折や穿孔との鑑別診断も必要。

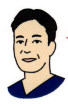

4. 歯科医師との密な連携をとる
- 診断や治療計画にかかわる情報（歯周ポケットの深さ、エックス線の所見、排膿の有無など）を正確に記録し、歯科医師と共有する。
- 歯内療法と歯周治療の順番を判断するために、治療計画のディスカッションが大切。

エンドペリオの症例は
- 歯髄検査（コールドテストやEPT）で歯髄の壊死を確認する。
- 多くの症例で根管治療を優先することで、ある程度の歯周組織の回復が見込める。
- そのため、SRP介入の時期には注意が必要。

　エンドペリオ病変は歯科衛生士がかかわる歯内療法分野です。良かれと思って行ったSRPが「回復の見込みがある根面の損傷」にならないよう、歯内療法の治癒を待つ（少なくとも3ヵ月以上）など、担当医との連携をとって適切な対応を心がけたいところです。

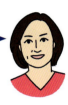

　歯内由来病変か歯周由来病変かが疑われる症例はエンドファースト、根管治療からが鉄則ですね。大切なのは歯髄検査（コールドテストやEPT）を怠らないこと、歯周組織検査を正確に行うことです。そして、パノラマエックス線写真でエンドペリオ病変を判断するのは適していません。デンタルエックス線写真撮影を正しく行うことも重要です。私たち歯科衛生士はPPDが深いとすぐにSRPをやりたくなる習性がありますが、エンドペリオについて知ることで、その早とちりが歯の寿命を左右することがわかります。気をつけないといけません。

PART2 CHAPTER5 歯内療法、エンドペリオに関するQ&A

Q2 エンドペリオの症例が見たいです。

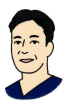

この症例は根分岐部病変!? よくみるエンドペリオ病変

　Q1でお答えした内容を反映した症例を紹介したいと思います。

　患者さんは31歳女性。6⌋の治療方針について相談したいとのことで来院されました。4ヵ月前から左下奥歯の歯肉が腫れるようになり、最初にかかった歯科医院にて切開排膿処置を何度か受けたとのことです。腫れが何度も再発するため、2週間前に転院され、そこでは歯髄検査を受けたとのこと。歯科医師より「電気に反応するから神経が生きている」「歯周病のため、残すなら歯根を分割する必要がある」と言われ、その説明に違和感を感じ、ご自分で調べて当院に来院されました。

　当院の検査ではコールドテストもEPTも反応がなく、頬側の根尖相当部歯肉に圧痛を認めました。また、頬側中央部にサイナストラクトと5mmの限局した深い歯周ポケットを認めました。そこで、歯髄においては歯髄壊死、根尖周囲組織は症候性根尖性歯周炎と診断し、根管治療を提案し、患者さんの理解が得られました。

初診時の状態。口腔内では6⌋の辺縁歯肉にサイナストラクトが認められました。デンタルエックス線写真では近遠心の根尖と根分岐部を含む透過像が認められ、近遠心の髄角と既存の裏層剤とが近接しているのがわかります。

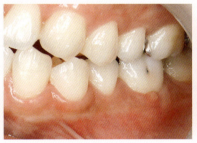 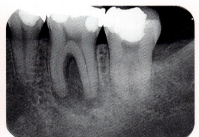

EPT検査実施時。歯髄検査では、6⌋は冷温試験・EPTともに無反応。5⌋6間、6⌋7間でメタルの修復物が接触しており、電気歯髄診時にはストリップスを介在させました。根尖周囲組織検査では根分岐部に限局した5mmの歯周ポケットを認めましたが、患歯および隣在歯の歯周ポケットに異常はなく、エックス線像の骨レベルも踏まえて歯周病の可能性は低いと考えられます。

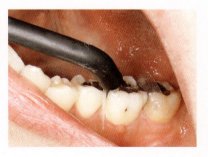

部位	コールドテスト	ヒートテスト	EPT	打診	触診	プロービングデプス	動揺度
#35	＋	＋	＋	－	－	B2、L2、M3、D3	0
#36	±	－	－	－	＋	B5、L5、M3、D3	1
#37	＋	－	＋	－	－	B2、L2、M2、D4	0

※±は微妙に感じる程度の表記。

（症例は文献1より転載）

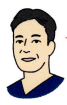
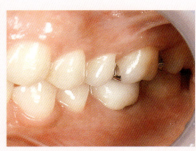
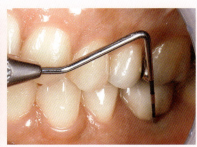

根管治療終了後3ヵ月（プロビジョナルレストレーションでの経過観察時）。歯周治療をせずに歯周ポケットも2mmに改善。根管治療のみでサイナストラクトは消失。

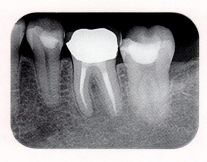

根管充填10ヵ月後のデンタルエックス線写真。近遠心の根尖部および根分岐部の透過像が消失しています。近遠心の骨のレベルは根分岐部よりも高い位置にあることから、歯周病由来の根分岐部病変でないことが根管治療後の経過観察を通して確認できました。

> 1軒目の歯科医院→目の前の症状に対する応急処置のみ
> 2軒目の歯科医院→歯髄検査をしたものの実施方法が不十分？

　術前検査において、もしかしたら前医においてもストリップスが挿入した状態で電気歯髄診が行われたかもしれません。また、当院来院までの時間経過により、歯髄の病態が進行し、歯髄壊死という診断を得られやすかったかもしれません。
　しかしながら、「電気歯髄診に反応がある」ことが必ずしも「歯髄のすべてが健全とは限らない」ということを認識していただき、「一部反応する歯髄が残っているだけかもしれない」という視点も知っておいていただきたいです。
　診断結果は治療方針に影響を与えるため、
● すべての検査を怠らずに行い
● 検査手技の基本を遵守して
● 各検査結果の意味まで読み取れる
ようにしましょう。
　本症例は根管治療のみで歯周ポケットも根分岐部の透過像も改善しています。エンドペリオ病変においてのSRPの実施は治癒を待ってから。良好な再付着が得られやすくなるように介入のタイミングに注意しましょう。

　最初のエックス線写真だと、普通に根分岐部病変と判断される可能性があります。しかし、根尖部の透過像を見逃してはなりません。そして、隣在歯とメタル修復同士の接触があれば、ストリップスを使用しての電気歯髄診断が大切なんですね。その一手間を省かないようにしないといけません。口腔内写真とエックス線写真は、治療が正しかったかどうかを明確に示してくれます。その価値と意味がよくわかる症例です。治療前後の規格性のあるエックス線写真撮影、口腔内写真撮影の重要性が明確になりました。

Q3 エックス線写真で明らかに根尖病変が確認できる場合、「これは補綴装置を外して根管治療」「これは経過観察」などの判断の目安が知りたいです。

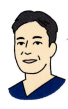

「症状がないけど透過像がある」場合の考え方と患者説明のポイント

根尖透過像を認めながらも歯内療法をせずに定期検診をしている担当患者さんがいることと思います。「治療しなくてもいいのかな？」と迷いを感じることがあるかもしれません。そのような症例において、私は根尖透過像があっても必ずしも治療をするとは限りません。

もちろん、症状があったり、検査結果に問題があったりする際は治療を提案します。しかしながら、症状も検査結果も問題がない時は、透過像があることを伝えたうえで、治療介入と経過観察の2つの選択肢を提示しています。

それでは、治療の必要な症状や検査結果にはどのようなものがあるでしょうか？ 症状は「噛むと痛い」といった咬合痛や、「疲れがたまると腫れて痛む」などの訴えがある場合です。その他、患者さんから特別な訴えがなくても、口腔内検査にて当該歯に打診痛や触診による根尖相当部の歯肉の圧痛、サイナストラクト（瘻孔）のいずれかがあれば治療対象とします。

しかしながら、問題所見が透過像のみである場合は、もしかすると治療がうまくいっており見つかった透過像が縮小傾向であり、治癒途中であったり、免疫と拮抗してほぼ変化がない状態の可能性も考えられます。そのため、「根尖に透過像がある」という事実は伝えたうえで、治療するか経過観察するかは患者さんと都度相談する、でよいと思います。ただ、無症状であっても、経年的に透過像が大きくなっていく場合は治療介入を提案します。

治療が必要な際は、必ず補綴装置を外して根管治療をするわけではなく、外科的歯内療法のみで対応することもあります。患者さんが補綴装置を気に入っていたり、経済的な理由で外したくない場合や、義歯の鉤歯やブリッジの支台歯で補綴を除去することで大きな治療につながってしまう場合が該当します。以下に症例を示します。

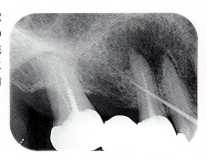

右上の歯肉の腫脹を主訴に来院。サイナストラクトにガッタパーチャポイントを挿入してデンタルエックス線写真を撮影。原因歯はブリッジの支台歯である5」でした。術前のデンタルエックス線写真では、根管充填の質が高いとは言えません。「来月から開始する抗がん剤治療の前に治療を終えたい」とのことで、治療回数、期間を考慮し、患者さんは歯根端切除術を選択しました。

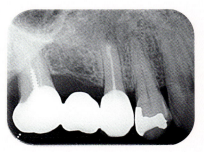

術後1年後のデンタルエックス線写真。サイナストラクトは消失し、透過像も消えています。この症例では歯肉の腫脹やサイナストラクトの存在から治療介入しましたが、問題を短時間で解決する必要がありました。結果として、最小限の介入が患者利益につながったと考えられます。

（症例は文献1より転載）

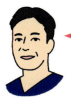

根尖透過像が認められる歯に対して、まずは治療の要不要を適切に把握すること、治療が必要な際は患者利益を考えて提案することが大切です。ディシジョンツリーを以下に示しますので、参考にしてください。

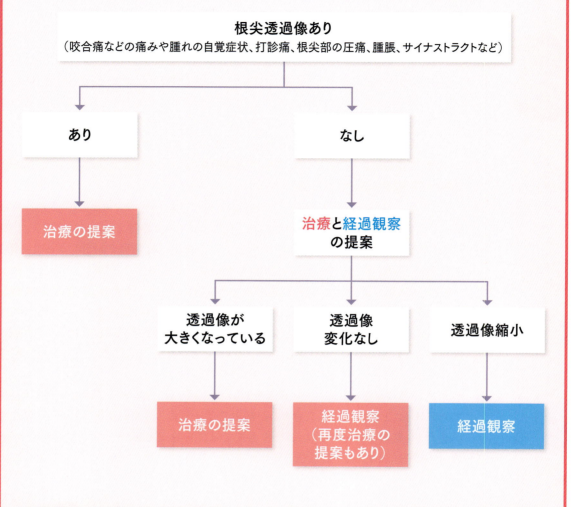

透過像が認められた場合、まずはその事実を患者さんに伝えます。そのうえで、症状（痛み・腫れなど）や徴候（打診痛、根尖部歯肉の圧痛、サイナストラクトなど）の有無をよく把握します。「あり」の場合は治療介入を提案します。「なし」の場合は治療と経過観察のメリット、デメリットなどを伝え、最後は患者さんに選択していただきます。

エックス線写真で、根尖病巣と思われる根尖のモヤモヤを見ることはよくあります。すごく太いコアが入っている場合、根管治療をするのならこれを外さないとできないわけで、そうなると歯牙破折を引き起こす可能性があります。どちらがいいのかはもちろん歯科医師の判断によるのですが、一番は、患者さんの自覚症状と打診痛の有無、サイナストラクトなどの徴候を見逃さないことですね。

PART2 CHAPTER5 歯内療法、エンドペリオに関するQ&A

Q4 ラバーダム防湿をしないと、歯内療法の成功率はどのくらい下がるのでしょうか？

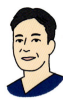

治療歯を口腔内と隔離するために必要不可欠なラバーダム防湿

　ラバーダム使用の有無による根管治療の成功に関する比較研究はほとんどありませんが、Linらの研究にてその歯にとっての初回の根管治療後（平均3.43年）の生存率が調べられました。ラバーダム防湿使用群で90.3％、未使用群で88.8％であり、使用群のほうが優位に生存率が高かったという結果が得られています[2]。

　また、根管治療後のポスト装着時のラバーダム使用の有無での成功率の比較研究があります[3]。そこでは、ラバーダムをしてポスト装着をした場合の成功率が93.3％であったのに対し、未使用の場合は73.6％と有意な差が報告されています。

　それでも、上顎前歯の根管治療であれば唾液が入りにくいため、「ラバーダム防湿は不要なのでは？」とたまに質問を受けることがあります。

　そこでもっと深く考えていきたいのですが、根管治療時にファイルや根管洗浄液も使用するはずです。ラバーダム防湿は治療中に唾液中の細菌を根管内に混入させないという予防の観点のみならず、治療中に器具や薬液を誤飲・誤嚥させないという偶発症防止という重要な意義もあります。
「NO RUBBER DAM, NO ENDO.」
ラバーダム防湿は根管治療を行う際の必要不可欠なルールであると認識したいです。

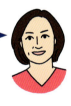

　ラバーダム防湿に関しては、とことんやる先生、まったくやらない先生がいます。しかし、本文を読むと、とにかく歯内療法は感染除去と感染予防。専門医の先生方の多くは、やらないという選択はないとおっしゃいますが、時間と手間を考えると保険診療ではなかなか難しいというのが現状でしょう。歯肉にクランプが食い込むような状態でも、必ずやりますというのは心強い。アメリカの専門医はほとんどが行うと聞きます。とても重要なことなのですね。

Q5 根尖性歯周炎に対する力の影響はありますか？

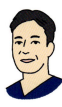

細菌VS免疫力！エンドとペリオは似ている？？
　根尖性歯周炎は主に細菌感染が原因と言われています[4]。現在のところ、過度な咬合力が根尖性歯周炎の発症や進行に直接的な影響を与えるとする明確な研究結果は見つかっていないと思われます。もしかしたら、歯周病のように力の影響は根尖性歯周炎を助長する要因の1つであるかもしれません。しかしながら、それ単独で根尖性歯周炎を引き起こすものではないと考えます。
　少し話は変わりますが、糖尿病患者は根管治療の成績が落ちるという報告があります[5]。また、治癒に時間がかかる傾向にあるという報告もあります[6]。宿主の抵抗力と細菌の分数の関係という意味においては、歯周病と根尖性歯周炎の考え方は似ているところがあるかもしれません。そうやって考えていくと、両分野をもっと身近に感じられますね。

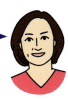

　根尖性歯周炎に対する力の影響は、きっとゼロではないでしょう。根尖に疾患があり、その治癒過程において、患部に力をかけたり揺さぶったりすることは、治癒に多少は影響を及ぼすだろうなと、これはまったくの私見ですが、そう考えます。糖尿病の根管治療に対する影響についてはとても興味深いです。確かに歯周病と糖尿病の関係に近い部分があるかもしれません。1つの体ですから、影響し合うのは当然ですね。

CHAPTER 6
アライナー矯正に関するQ&A

常盤 肇
医療法人社団真歯会
常盤矯正歯科医院[東京都]
院長・歯科医師

井上 和
ぶっちゃけK's seminar主宰
歯科衛生士

Q1 アライナー矯正では短期間で歯が動くように思うのですが、歯根が短くなることはないですか?

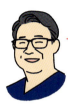

歯が動く早さには、矯正力の性質の違いが関連しています。

　短期間で歯が動くということと、歯根が短くなるという現象の間には関連性がないと考えられますので、この質問は2つに分けてお答えします。

　歯の動きについては、アライナー矯正のほうが早いというエビデンスが確かにあります[1]。これはワイヤー矯正とアライナー矯正における歯にかかる矯正力の性質(下図)の違いが関連していると考えています。専門的な話になりますが、従来のワイヤー矯正は、いわゆる**持続的矯正力**といって、一定の力が歯に加わり歯根膜を押し潰して(圧迫)、歯槽骨に変化を与えます。一般的にこのときに硝子様変性という組織が生まれ、周囲からの穿下性骨吸収という過程を経て歯の移動が生じます。

　一方、アライナー矯正は**断続的矯正力**といって、装置を入れると0.2〜0.3mmだけ歯が動きます。この量は歯根膜の幅より小さいため、歯を圧迫することなく、いわゆる直接性吸収で歯を動かすことができると考えられています。

　また、私の経験上ですが、アライナー矯正では歯根吸収が少ないように感じています。実際に、ワイヤー矯正よりもアライナー矯正のほうが歯根吸収は少ないという報告もあります[2,3]。これは、上記の移動様式の違いによるものではないかと推察しています。

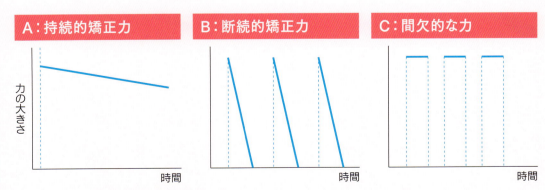

矯正力の違い。A：持続的矯正力はマルチブラケットなど、B：断続的矯正力は急速拡大装置やアライナーなど、C：間欠的な力はヘッドギアーなどを示している。

(文献4より引用改変)

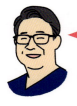
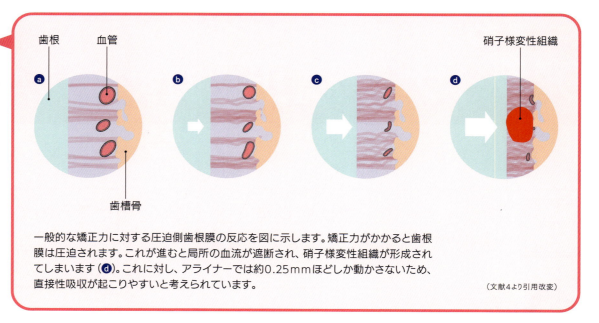

一般的な矯正力に対する圧迫側歯根膜の反応を図に示します。矯正力がかかると歯根膜は圧迫されます。これが進むと局所の血流が遮断され、硝子様変性組織が形成されてしまいます（ⓓ）。これに対し、アライナーでは約0.25mmほどしか動かさないため、直接性吸収が起こりやすいと考えられています。

（文献4より引用改変）

　ワイヤー矯正のほうがアライナー矯正より強い力がかかりそうなので早く動きそうですが、むしろ早く動くのはアライナー矯正なんですね。持続的に力をかけるより、断続的に力をかけるほうが動くというそのメカニズム、もっと知りたくなりました。矯正治療を経験した歯根吸収をしている患者さんのエックス線写真を見るとドキッとします。文献でワイヤー矯正より歯根吸収が起きにくいと示されているというのは、アライナー矯正を始める安心材料です。

Q2 ワイヤー矯正とアライナー矯正のメカニズムの違いは何ですか？ どちらが優位なんですか？

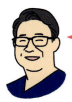

矯正治療学的には、ワイヤー矯正のほうが優位だと思います。

　何をもって優位とするかですが、アライナー矯正が優れている点は、目立たない、取り外しができるなど、これまで患者さんが矯正治療を避けてきたネガティブな点を払拭している点だと思います。他には、歯と装置が固定されているかいないか、咬合面を覆っているかいないかの違いがあります。

　次ページの図にアライナー矯正とワイヤー矯正のメカニズムを示します。共通して言えることは、歯の移動時には必ず歯根に対して歯槽骨からの反力が加わるため、歯冠のほうが移動しやすくなります。ワイヤー矯正は、ブラケットと強固に結紮されているため、ワイヤーの弾力により歯根の移動が行えます。また、この時に歯冠は上方に牽引されます。

　これに対し、アライナーは固定されていませんので、アライナーの把持力のみによって矯正力がはたらきます。そのため、力が失われやすいです。また、咬合面が覆われていることや、上方への牽引力がはたらかないため、相対的圧下といって咬合接触を失いやすいことが指摘されています。したがって、矯正治療学的に万能性という意味ではワイヤー矯正のほうが確実に優位だと思います。

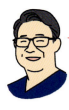

ワイヤー矯正の移動メカニズム

（筆者作成）

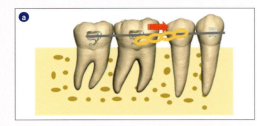

a 大臼歯をパワーチェインを用いて近心に移動します。

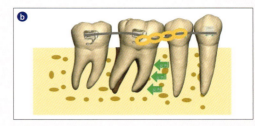

b 歯槽骨からの反力により歯根の移動は遅れ、歯冠だけが移動します。

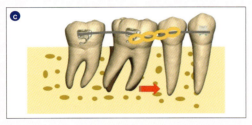

c ワイヤーとブラケットが強固に結紮されているため、ワイヤーの弾性により歯根が近心に移動します。

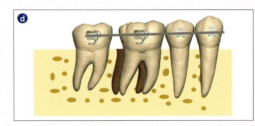

d 歯の移動の完了。

アライナー矯正の移動メカニズム

（筆者作成）

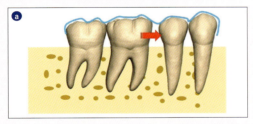

a 大臼歯をアライナーを用いて近心に移動する場合。

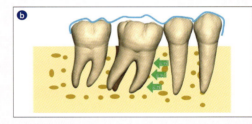

b 歯槽骨からの反力により歯根の移動は行えないうえ、上方に引く力が発生しないため、相対的に圧下してしまいます。

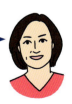

　いろいろなケースに対応でき、アライナー矯正にはできにくい動きができるワイヤー矯正。万能性という意味では「確実に」優位ですね。アライナー矯正は歯に装置を「被せる」ので、上部への牽引力は当然はたらかないですから、そこでもワイヤー矯正は優位。ワイヤー矯正でうまくいかなかったケースを、アライナー矯正で治療したという話は聞かないですが、アライナー矯正の最終段階、ワイヤー矯正でフィニッシュというのは珍しくないです。

Q3 アライナー矯正の禁忌は何ですか？こういう症例はダメというのはありますか？

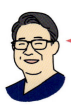

抜歯症例や、過蓋咬合は難しいとされています。

　禁忌というか、得意ではないという点で、基本的に抜歯症例は難しいとされています。また、オーバーバイトの深い症例（過蓋咬合）も難しいとされています。

　アライナー矯正については、歯の移動の予測実現性というのが研究されています[5-9]。下図にそのランキングを示します。過蓋咬合の場合には、前歯の圧下と臼歯の挺出が必要となります。下図に示されるように、挺出も圧下も下位にあるため、このような症例にはアライナーは第一選択とはなりません。また、抜歯症例の場合には、大臼歯の近心移動も必要となるため、Q2で示したように近心傾斜や圧下が生じてしまい、咬合接触を失ってしまうことが起こります。そのため、リカバリーをする技術が必要であったり、他の方法で対応したりする必要性も出てきますので、注意が必要です。

　また、当然のことながら、==アライナーは使用しなければ矯正治療が進みません。==通常、1日に20〜22時間の使用が求められます。あたりまえですが、アライナーを使ってくれない方は禁忌と言えます。

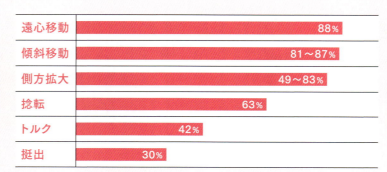

アライナー治療における歯の移動の予測実現性。アライナー矯正の予測実現性についての種々の報告をまとめたもので、すなわちアライナーが得意とする動きの順位を示しています。主に遠心移動や傾斜移動、側方拡大を得意としており、挺出や圧下、歯体移動（大臼歯のトルク）が苦手な分野です。

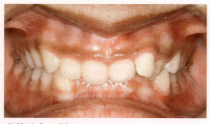

過蓋咬合の例。

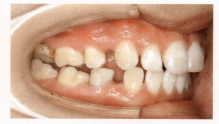

アライナーで抜歯矯正を行って、コントロールを失った歯列。

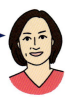

　抜歯症例をアライナー矯正で治療しているケースを見かけることはあります。できないわけではないけれど、難易度が高いということですね。もしアライナー矯正を希望するのなら、それなりに症例数があり経験豊富な先生に診てもらう必要がありそうです。ネット検索で受診するのは怖いですね。一番の禁忌はアライナーを長時間使ってくれない人ですよね。矯正治療に限らずですが、甘いものがやめられず、う蝕が止まらない人も禁忌ですね。

Q4 アライナー矯正のメーカーによる違いは何ですか？

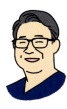

いちばんの違いは、セットアップシミュレーターのソフトウェアです。

　現在日本で入手可能な代表的なアライナー会社とその特徴を表にまとめました。アライナーが出来上がるまでには、データと治療計画の詳細をメーカー（または技工所）にアップロードすると、それに基づいたセットアップシミュレーションが送られてきます。各メーカーの違いとしてまず挙げられるのは、この際に用いられるセットアップシミュレーターソフトウェアです。それぞれアライナーシートの材質（単層なのか、三層なのかなど）、アライナーの厚み、アライナーのデザイン（トリムラインがスキャロップかトリムラインエクステンドかなど）が異なっています。今後は、シート材を加圧成形するタイプか、ダイレクトプリントするタイプかの違いとなるように思います。

各社のセットアップシミュレーターの画面。左上から時計回りに、クリアコレクト、アソアライナー、シュアスマイル、インビザライン。

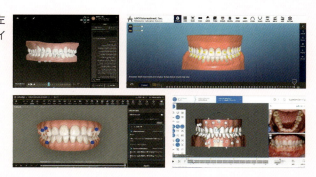

アライナー各社の特徴。

	インビザライン	クリアコレクト	シュアスマイル	アソアライナー	アソアライナーチェンジ
名称	クリンチェック	クリアパイロット			
歯根連動（CT）	○	×	○	△	△
3Dコントロール	○	○	×	×	×
日本語対応	○	○	×	○	○
シート材	3層	3層	単層	単層	ダイレクトプリント
厚み（mm）	0.76	0.76	0.76	0.5、0.6、0.76	0.5〜0.7
トリムライン	スキャロップ	エクステンデット	選択可能	ストレート	選択可能

　いろいろな会社があるなぁと思っていたので、少し整理ができました。それぞれの特徴を把握して選ぶといいですね。私は直接アライナー矯正に携わっていませんが、勉強もしましたし、YouTubeではシミュレーションをいくつか見ました。叢生症例のケースなどではシミュレーションでは歯列をどこまでも広げて並べることができますが、実際は顎骨からはみ出してしまうかもしれません。とても難しいと思いました。検査と診断が正しくできていないとできませんね。

Q5 アライナーの作製方法について教えてください。

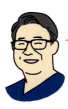

シート材を加熱成型する方法が主流で、最近ではダイレクトプリントも登場しています。

アライナーは、従来のマウスピースやスプリントとは異なり、今の口腔内を再現したものではないのは想像つくかと思います。矯正治療を完了するためには、理想の歯列や咬合に向かって、少しずつ歯をずらした模型を複数作成する必要があります。これがセットアップという工程です。1つあたりの歯の移動量は、通常0.2〜0.3mmで作製されています。

従来からある製作方法は、これらの模型に真空加圧成型法を用いて、加熱軟化したシート材を模型に圧接して作り、一つひとつトリミングして仕上げています。海外製のものはオートメーション化された工場で大量のアライナーが作られています。

最新の技術では、シート材ではなくアライナー自身を直接3Dプリントする方法（ダイレクトプリント）が出現しています。これにより、模型を作る手間やシート材のバリなどの廃棄物も減少するなど、SDGsに対応した技術であり、今後の期待が高まっています。

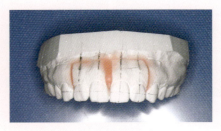

石膏模型で作ったセットアップ。

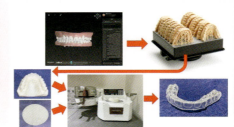

アライナー作製法（従来法）。

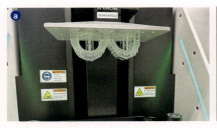

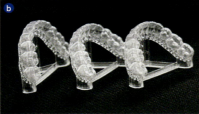

ダイレクトプリントアライナー。ⓐ：プリント中、ⓑ：完成品。

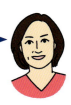

以前は印象材で歯型を取り、石膏模型を作製。吸引型のマウスガード成型器に載せ、シートを軟化させて作っていましたよね。バキュームめちゃくちゃうるさかったですが、アライナー作製に使われる3Dプリンターはとても静かで、同時にいくつものアライナーを作り出してくれます。作製時間も従来のアライナーの$\frac{1}{3}$以下になるので、患者さんを少しお待たせしてその日に渡すこともできるようになります。これからはもっと精巧に、もっと時短になるんでしょうね。

CHAPTER 7
全部床義歯に関するQ&A

松丸悠一
Matsumaru Denture Works
代表・歯科医師

井上 和
ぶっちゃけK's seminar主宰
歯科衛生士

Q1 全部床義歯を入れ続けていると骨吸収が起きますが、それはなぜですか？ 起きない人がいるなら、違いは何ですか？

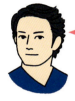

さまざまな因子が絡み合って骨吸収が起きるとされています。

　歯が抜去された後、残された歯槽骨と粘膜によって形成される堤状の高まりを**顎堤**といいますが、この顎堤はその後も経時的に形態を変化させます。これを**顎堤吸収**といいます。現在のところ、顎堤吸収は解剖学的因子、力学的因子、新陳代謝的因子が複雑に絡み合った多因子により生じると考えられています。堅苦しい表現となりますが、これら3つの視点で考えると理解しやすいと思います。全部床義歯の長期使用による顎堤吸収の進行メカニズムは、下記のように整理できます。

- 解剖学的因子：顎堤の骨が多ければ咀嚼圧に対して強く、また骨密度が高ければ吸収しにくい
- 力学的因子：義歯床により顎堤に対して部分的かつ大きな負荷がかかることによる機械的刺激
  適切な刺激が負荷されず、顎骨そのものが不要な骨として代謝される廃用性萎縮
- 新陳代謝的因子：義歯床による圧迫に起因する血流の低下や炎症反応
  栄養状態、代謝性骨疾患（骨粗鬆症）など

　義歯装着患者の顎堤吸収量は上顎前歯部で1年で0.1mm、下顎前歯部で0.4mm程度との傾向が報告されています[1,2]。しかしながら、同時に個人差も報告されており[1,2]、私自身の臨床経験でも驚くほど個人差があるように感じます。

　また、長く義歯を使用しても顎堤吸収が最小限に抑えられている症例では顎堤が良好なことが多いです。この場合、動きの少ない義歯の製作が可能となるため、結果的に義歯の使用にともなう局所的な圧力の偏りを防ぎ、機械的刺激や炎症反応は穏やかになったのだと考えられます。

　以上より、顎堤吸収をできるだけ生じさせないためには、==できるだけ顎堤条件の良い時に適合の良い適切な義歯を装着するということ、不必要に過剰な機械的刺激を与えないよう患者指導を行うこと、栄養状態を良好にすること==が重要だと考えています。

　全部床義歯を入れている患者さんでも、顎堤がそれほど吸収していかない人と、次第に吸収する人がいますね。抜歯後、まだ顎堤の状態が良い時期に、適合の良い義歯を入れることが重要だというのは私の臨床経験でも同じです。合わない義歯で苦労している患者さんを見ると、なぜここまで放っておいたのかと患者さんに問いたくなる気持ちもあり、同様に、なぜここまで放っておいたのかと、医療側を責めたくなることもあります。そうならないように、私たちは「歯」を守らないとですね。

Q2 義歯患者の粘膜病変で、歯科衛生士が診ておくべきものはどのようなものでしょうか？

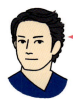

義歯性潰瘍、義歯性口内炎は特に要注意です。

まず、口腔粘膜疾患を診るためには、<mark>口腔の正常構造を知っておく</mark>必要があります。そのため、義歯装着患者に対して、歯肉の状態のみならず、頬粘膜、歯肉、硬口蓋、舌、口腔底などを日頃から観察しておくことが大切だと思います。そのうえで、口腔粘膜病変の兆候をぜひ知っておいてください。

義歯性潰瘍（褥瘡性潰瘍）

特徴：義歯床辺縁部に一致した粘膜に灰白色から黄色の潰瘍、痛みをともなうことが多い
対応：義歯調整

義歯による慢性的な刺激が同じ部位に繰り返し加わると、その部分に循環障害が起こり、潰瘍ができます。メインテナンスに問題なく移行した患者さんでも、一時的な義歯の動きや圧迫から潰瘍が生じる場合もありますので、その場合は経緯を詳しく確認するようにしてください。また、潰瘍が生じている部位では粘膜の腫脹も生じているため、義歯の適合も一時的に不良になります。

義歯性口内炎

特徴：義歯の接触面に一致した広範囲の発赤、点状の発赤が散在する場合もある。自覚症状がない症例も多い
対応：デンチャープラークの除去および義歯洗浄、義歯装着時間を短くする、抗真菌薬の使用

これは特に歯科衛生士にぜひ知っておいていただきたい粘膜疾患になります。カンジダなどの感染により、床下粘膜に生じる非特異的炎症とされています。臨床的にはほとんど義歯を外したことのない義歯患者、劣化したティッシュコンディショナーなどが貼付されている義歯患者などに生じやすいです。

義歯使用者には、義歯の適合不良、清掃不足、慢性的な機械的刺激によってさまざまな粘膜疾患が生じやすいです。<mark>特に、義歯性潰瘍、義歯性口内炎は頻繁に見られます。</mark>これらの疾患を予防するためには、義歯の適合チェック、清掃の徹底、定期的な歯科受診が重要です。

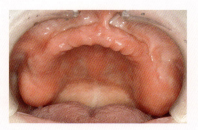

義歯性口内炎

そもそも粘膜にプラスチックの塊を載せて、それで食物を噛み砕くことができるなんてすごいです。よくそんなことができると思う。インプラントや何本かの残存歯による維持があるならまだしも、全部床義歯でリンゴを丸かじりする動画とか見るとびっくりします。むしろ、潰瘍などができないことのほうが不思議に思う。清掃不良の義歯は多いです。ちゃんと磨けていない高齢者は多いので、私は義歯用超音波洗浄器をお勧めしています。

Q3 一昔前は義歯安定剤に否定的な人が多かったかと思いますが、現在では物によっては使用してもよいと聞きました。そのエビデンスを教えてください。

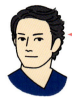

義歯安定剤について、肯定的な結果が多く報告されています。

　私が大学で義歯補綴治療を学んでいた頃は、患者さんが義歯安定剤を使うことについて「術者が良い治療ができていないからである、術者にとって逃げの対応」といった意見や、「使用による顎堤吸収などの為害性も否定できないし、そもそも患者さんが義歯安定剤を使う必要はない」といったような意見も少なくなかったように思います。

　しかし、近年では義歯安定剤の有用性について多くの報告がなされるようになりました[3]。義歯安定剤は、義歯の適合性を向上させ、外れにくく安定した状態を保つ効果があり、特に顎堤の状態が不利な症例では患者さんに安心感を与えるとされています。また、2011年の米国補綴歯科学会による「総義歯のケアとメインテナンスのガイドライン」においても使用方法、注意点とともにその有効性が述べられています[4]。

　==ここで大切なのは、これらの報告が主に義歯粘着剤に関するものである点です。==実際、私たちが利用できる義歯安定剤には、密着効果のある**ホームリライナー（クッションタイプ）**と、粘着効果のある**義歯粘着剤（クリームタイプ、粉末タイプ、シートタイプ）**の2種類があります。

　クッションタイプは、使用するたびに義歯が顎堤にぴったり固定されず、位置がずれるため、咬合が不安定になる可能性があり、すぐに歯科を受診できない場合の応急処置としてのみ使用するよう説明しています。

　現時点のエビデンスは、義歯粘着剤が、義歯の外れにくさや咀嚼効率、および装着感の向上に寄与するという肯定的なものが多いことを知ってください[3]。一方で、適切な口腔内ケアが行われないと口腔衛生状態が悪化するリスクがあるため、歯科医師、歯科衛生士が正しい知識による使用方法や清掃方法について患者指導を行い、その管理の下で使用することが求められています。

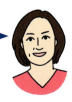

　私も、義歯安定剤は使うことで顎堤吸収が起き、さらに義歯が合わなくなるので使わないほうがいいと習いました。また、保険の義歯なんてそんなに安定するわけないんだから、義歯安定剤とセットで使うという話も聞いたことがあります。顎骨がかなり吸収していて、安定しない義歯もあるので、義歯安定剤がうまく緩衝材となり、痛みの改善や機能の向上のために活用できるといいです。使用方法をきちんと伝えておかないといけません。

Q4 吸着義歯はとても外れにくいですが、なぜですか？ どうすると外れにくい義歯ができるのですか？

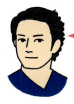

吸着義歯の維持力には、主に4つの要素がかかわっています。

　吸着義歯とは、まるで口の中に吸い付くように簡単には外れない義歯のことですよね。これは「維持力のある義歯」とも言い換えられ、この維持力を得るためには、大きく分けて4つの要素がかかわっています。

1. 義歯床粘膜面の唾液による維持力

　義歯床と粘膜の間に唾液が均等に広がることが重要です。唾液により、表面張力や毛細管現象がはたらき、義歯が外れにくくなります。特に、義歯床の面積が広く、粘膜にぴったり適合していると、この維持力は強くなります。
→上顎では上顎結節や口蓋を覆うこと、下顎ではレトロモラーパッドを含めた範囲に義歯を設計することで、安定性が向上します。

2. 義歯が外れようとする際に生じる陰圧による維持力

　義歯が動こうとするとき、義歯床の縁が周囲の粘膜にぴったりと密着していると、そこに陰圧（真空状態のような力）が生まれ、義歯が吸い付くように保持されます。義歯床の縁が周囲の軟組織とうまく調和していることで、この維持力を確実に得ることができます。
→柔らかな組織上の動きの少ない部分に床縁を設定し、辺縁封鎖を獲得します。

3. 義歯床研磨面が周囲の筋肉と調和することで生じる維持力

　義歯の外側（研磨面）が、舌や頬の筋肉と調和していることも大切です。この場合、話したり食べたりする動作のなかで、筋肉が自然と義歯を押さえてくれます。逆に、義歯の形が合わずに筋肉の動きを邪魔すると、義歯が外れやすくなります。
→筋肉の動き方を予測および観察して、周囲軟組織と調和するように設計します。

4. 咬合力による維持力

　人工歯が正しく咬合することで、咬む力が均等に伝わり、義歯が粘膜にしっかりと密着します。咬み合わせが悪いと、一部に強い力がかかり、義歯が傾いたり浮き上がったりしてしまいます。
→適切な咬合調整を行います。

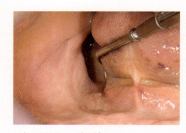

レトロモラーパッド

　吸着のためには、唾液の存在が重要です。唾液量が減少すると、吸着しにくくなります。義歯表面をしっかり研磨することで、舌や粘膜が動いても義歯を動かさなくなるというのも唾液のおかげです。いくらツルツルに研磨してあっても、表面を唾液が覆っていなければ滑りません。義歯が吸着して安定するのも唾液のおかげです。

PART2 CHAPTER7 全部床義歯に関するQ&A

Q5 ティッシュコンディショナーの場合、義歯洗浄剤を使ってもよいのでしょうか？ その場合、どのようなタイプがよいですか？ 歯ブラシや義歯用超音波洗浄器は使用可能ですか？

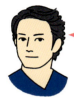

義歯洗浄剤による化学的洗浄が主なケア方法となります。

　一般に、ティッシュコンディショナーが貼付されている義歯は、義歯用ブラシによる機械的清掃によって変形や表面の損傷を受ける可能性があるため、義歯洗浄剤による化学的洗浄が主なケア方法となります。また、ティッシュコンディショナーは時間の経過とともに成分の溶出や劣化が生じ、内部にカンジダ菌が侵入することも報告されているため[5]、ぜひ義歯洗浄剤を利用していただきたいです。

　現在、市販されている義歯洗浄剤の多くは過酸化物系に分類され、殺菌および漂白作用を有しながらも、義歯に対する為害性は少ないとされています。しかし、ティッシュコンディショナーに対しては、過酸化物や発泡剤の影響で劣化や変形を引き起こす可能性があるために注意が必要です。

　現在、ティッシュコンディショナーに使用できる義歯洗浄剤としては、酵素系（ロートピカの青ピカ／松風、クリーンソフト／亀水化学工業）や、生薬系（スパデント／ニッシン）などが挙げられます。また発泡剤を含む義歯洗浄剤を使用する場合は、発泡が終わった後に義歯を浸漬するよう注意することでティッシュコンディショナーへの影響を最小限に抑えることができます。

　歯ブラシの使用については、貼付したばかりのティッシュコンディショナーは柔らかいため、基本的には推奨されません。しかし、時間が経過して硬くなっている場合や、患者さんがその特性を理解している場合には、歯科医師や歯科衛生士の指導のもとで柔らかい歯ブラシを使用することはよいのではないかと思います。

　また、義歯用超音波洗浄器の使用についてですが、ティッシュコンディショナーにおいてもその有効性が報告されています[6]。現在、ティッシュコンディショナーが貼付された義歯を清潔に保つためには、義歯洗浄剤の選択と利用、その発泡剤の影響に注意することが大切だと言えます。

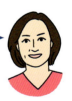

　まだ柔らかいティッシュコンディショナーには、歯ブラシではなく義歯洗浄剤が必須です。ティッシュコンディショニングをしてなんとなく噛めるようになったので、「もう歯医者には行かない」という患者さんもいます。この材料は劣化もするし変形もするので、必ず調整をする必要があると伝えるのも大切です。剝離の可能性がある場合は義歯洗浄剤で、その可能性がなければ、義歯用超音波洗浄器の使用を促すなど、状態に合わせた洗浄を指導する必要がありますね。

おわりに

　卒業して5年目くらい、その頃の私は、歯科衛生士の仕事とは、セメント練って唾吸う仕事だと思っていました。先生に「セメント練って」と言われたので練りました。「バキュームして」と言われたので吸いました。言われることをやるのが仕事だと思っていたので、なんの疑問もありませんでした。歯周治療と言えるほどのことはしていませんでしたし、知識がないので、患者さんからの質問への答えは、今から考えるとゾッとするレベルでした。そもそも正解も間違いもわかっていなかったので、ただ聞かれたから答えただけ（テキトーに）、質問されるのは嫌だなと思っていただけです。

　あるとき、尊敬する先生から、歯科衛生士という役割が、人の健康で幸福な人生のために、どれだけ大切な仕事なのかを教えていただき、「自分は今までいったい何をしてきたのだろう」と猛反省。それから手当たり次第に学会やセミナーに参加するようになりました。最初は勉強してなさすぎて、何を言っているのかさっぱりわかりませんでしたし、そもそも学会やセミナーの選択がめちゃくちゃでした。でも通っているうち、だんだん単語も意味も理解できるようになり、知ることの面白さ、知識と臨床がつながる瞬間の感動が、次のステップへの原動力になりました。勉強って、わかんないからつまんないんだと知りました（月刊『歯科衛生士』2024年3月号「CHEERS!」参照）。

　そんな私がその道のエキスパート7人衆の先生がたと文章を書くようになるなんて、とっても不思議な気分です。7人のサポーターの先生がたに心から感謝しています。山ほどのダメ出しをしてくださった先生。先生の教えを文章にしたのに、「それ違ってるよ」とあっさりおっしゃる先生。「和さんの文章そのままでいいんじゃないですか」と、全肯定してくださった先生（それはそれで不安でしたが）。皆さん本当に素敵な、尊敬する、そして大好きな先生がたです。ご一緒できたことは私の一生の宝物です。ありがとうございました。

　患者さんの健康で幸福な人生を支えるのが私たち歯科衛生士の役割です。その診療には王道しかありません。形ばかりの歯周組織検査を続けていて、歯科衛生士としてのプライドをもつことはありません。今あなたが患者さんにやっていることで、患者さんは健康になるでしょうか。健康維持はできるでしょうか。もしその答えが「NO」なら、何かを変えるチャンスです。この本が、小さな一歩になりますように。

歯科衛生士
井上 和

著者略歴

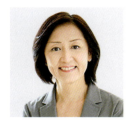

［編著者］
井上 和
Kazu INOUE
ぶっちゃけK's seminar主宰
歯科衛生士

東京都歯科医師会附属歯科衛生士学院卒業。
保健所、都内歯科医院勤務の後、卒後5年目から現在まで臨床を続けながら全国の歯科医院でスタッフトレーニングなどを行っている。「ぶっちゃけK's seminar」主宰。

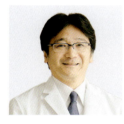

［著者］（CHAPTER1）
槻木恵一
Keiichi TSUKINOKI
神奈川歯科大学
病理組織形態学講座
環境病理学分野
分子口腔組織発生学分野
主任教授・歯科医師

1993年　神奈川歯科大学卒業
2007年〜　神奈川歯科大学病理学教授
2013年　神奈川歯科大学大学院歯学研究科長（〜2023年3月）
2014年〜　神奈川歯科大学副学長
2023年4月〜　神奈川歯科大学図書館長

＜主な所属・役職＞
NPO法人日本唾液ケア科学会理事長

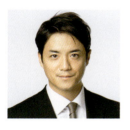

［著者］（CHAPTER2）
塚崎雅之
Masayuki TSUKASAKI
昭和医科大学
歯学部口腔生化学講座
教授・歯科医師

2007年　慶應義塾高等学校卒業
2013年　昭和大学（現：昭和医科大学）歯学部卒業
2018年　東京大学大学院医学系研究科修了（医学博士）
日本学術振興会DC1、PDを経て東京大学大学院医学系研究科免疫学講座および骨免疫学寄付講座にて特任助教、特任准教授として骨免疫学研究に従事。
2024年10月より、昭和医科大学歯学部口腔生化学講座教授に着任。

代表論文：Nature 2024, Nature Immunol 2022, Nature Commun 2022, Nature Metab 2020, Nature Rev Immunol 2019, Nature Commun 2018
令和4年 科学技術分野の文部科学大臣表彰を受賞。

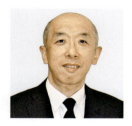

［著者］（CHAPTER3）
黒江敏史
Toshifumi KUROE
黒江歯科医院［山形県］
院長・歯科医師

1993年　東北大学歯学部卒業
1993年〜1997年　東北大学歯学部歯科補綴学第二講座研修医・研究生
1997年〜1999年　UCLA Biomaterials Science客員研究員
1999年〜2001年　北海道大学歯学部歯科補綴学第二講座医員
2001年〜2009年　北海道大学大学院歯学研究科高齢者歯科学教室助手
2009年　山形県にて黒江歯科医院を開業

＜主な所属・役職＞
ITIフェロー、CID Club、北海道形成歯科研究会、勝史塾、日本口腔インプラント学会、日本臨床歯周病学会、日本補綴歯科学会、日本顎咬合学会

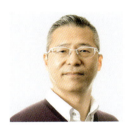

[著者]（CHAPTER4）
西山 暁
Akira Nishiyama
東京科学大学総合診療歯科学
分野准教授
東京科学大学病院顎関節症外来
診療科長・歯科医師

1995年　東京医科歯科大学歯学部卒業
2002年　東京医科歯科大学部分床義歯補綴学分野助教
2016年　東京医科歯科大学歯学部附属病院顎関節治療部診療科長
2021年〜　東京医科歯科大学総合診療歯科学分野准教授
2024年10月〜　大学名が東京科学大学に変更

＜主な所属・役職＞
東京科学大学病院医療安全管理部（副部長）、日本顎関節学会（理事）、日本補綴歯科学会、医療の質・安全学会、日本歯科医学教育学会

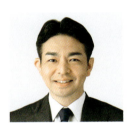

[著者]（CHAPTER5）
伊藤創平
Sohei Ito
医療法人社団創世会
ITO DENTAL OFFICE［千葉県］
理事長・歯科医師

2000年　新潟大学歯学部卒業
2007年　千葉県浦安市にて開業

＜主な所属・役職＞
日本歯内療法学会会員、米国歯内療法学会（AAE）会員、石井歯内療法研修会講師

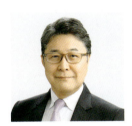

[著者]（CHAPTER6）
常盤 肇
Hajime Tokiwa
医療法人社団真歯会
常盤矯正歯科医院［東京都］
院長・歯科医師

1984年　慶應義塾高等学校卒業
1990年　鶴見大学歯学部卒業
1990年　鶴見大学歯学部歯科矯正学講座入局
2013年　鶴見大学歯学部歯科矯正学講座講師
2014年　鶴見大学歯学部臨床教授（〜2017年3月）
2014年　医療法人社団真歯会常盤矯正歯科医院院長
2019年　鶴見大学歯学部非常勤講師

＜主な所属・役職＞
日本矯正歯科学会認定医・指導医・臨床指導医、日本臨床矯正歯科医会学術理事、日本口腔筋機能療法学会副会長

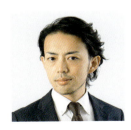

[著者]（CHAPTER7）
松丸悠一
Yuichi Matsumaru
Matsumaru Denture Works
代表・歯科医師

2005年　　日本大学松戸歯学部卒業
2010年　　日本大学大学院松戸歯学研究科（総義歯学専攻）修了
2012年〜　フリーランス総義歯臨床専門歯科医師として従事
2020年〜　Matsumaru Denture Works代表

〈主な所属・役職〉
日本大学松戸歯学部有床義歯補綴学講座兼任講師、有床義歯学会指導医、日本補綴歯科学会

索引

[和文索引]

あ
アソアライナー　61
アタッチメント　62
アブフラクション　29、30、93、95
アミラーゼ　10
アライナーシート　113
安静時唾液　12、80
EPT（電気診）　59、60、101
イスムス　54
イソフラボン　16
意図的再植術　52
医療面接　45
インビザライン　61
う蝕検知液　55
エアーアブレージョン　34
エックス線写真　96
炎症性物質　49
エンドトキシン　49
エンド由来　101

か
加圧成形　113
開口訓練　99、100
開口障害　38、41
開口量　36
外側翼突筋　38、98
回転運動　37
過蓋咬合　112
顎関節円板障害　39〜42
顎関節円板転位　42、99
顎関節症基本治療　45、47
顎関節症検査　45、46
顎関節痛障害　39、42、99
拡大形成　51
隔壁　51、55、56
顎変形症　66
顎下腺　14、81
滑走運動　37
加熱成形　62
カルシウム　12、19〜22、24
緩衝能　12
関節円板　37、39〜43、47、98
関節雑音　38

関節隆起　38、46
関節リウマチ　42
義歯安定剤　77、117
義歯性潰瘍（褥瘡性潰瘍）　116
義歯床研磨面　118
義歯性口内炎　77、78、116
義歯洗浄剤　74、77、119
義歯粘着剤　78、117
義歯用超音波洗浄器　74、77、119
喫煙　14
吸着義歯　118
寄与因子　43、45
矯正治療　24、86
金属アレルギー　64
クリアコレクト　61
クリーピング　32
クリック音　40、42、46
クレピタス　41、46
ケイ酸カルシウム系材料　51、52
外科的歯内療法　50、52
ケルセチン　16
光学印象　61、62、65
口渇　13
咬筋　38、46
口腔乾燥症　82
口腔ケア　82
口腔水分計　80
口腔内規格写真撮影　34、35
口腔内装置　100
咬合性外傷　24、86
咬合調整　48
口呼吸　15
抗真菌薬　116
コエンザイムQ10　82
コールドテスト（冷温診）　59、60、101
骨芽細胞　21〜23、25、85
骨吸収　86
骨細胞　21〜23、25、85
骨髄　89
骨粗鬆症　21、22、25、42、85、88
骨びらん　41、96
骨隆起　24、85
コラーゲン線維　19、21、22

根尖透過像　105
根面被覆　92

さ
再石灰化　12
サイトカイン　49
サイナストラクト　49、105
酸性洗浄剤　75
次亜塩素酸系洗浄剤　75
次亜塩素酸溶液　51
シェーグレン症候群　13、82
耳下腺　14、81
刺激唾液　12
歯根端切除術　52
歯周疾患の新分類　31
歯周由来病変　58
歯石様付着物　73、75、76
疾病教育　47
歯内由来病変　58
歯肉溝滲出液　28
シュアスマイル　61
習慣性嘔吐　28
重炭酸塩　12
唇顎口蓋裂　66
人工唾液　82
真の複合病変　58
水素イオン　12
水分補給　14、82、83
スクレロスチン　25
スタビリゼーションタイプ　97
ステイン　34
ストレス反応　81
スプリント　47
スメア層　51、90
生活歯髄療法　50
舌下腺　14
舌下投与　84
舌側矯正　63
セットアップシミュレーション　113
側枝　54
側頭筋　38、46
咀嚼筋　38、46、47
咀嚼筋痛障害　39、42、99

た

大唾液腺　14
第二象牙質　19
第二・第三象牙質　90
ダイレクトプリント　62、113
多因子性疾患　43
唾液アミラーゼ　81
唾液検査　17
唾液腺マッサージ　14、15、80、82
タンパク質分解酵素　10、21
知覚過敏　90、91
チューイ　67
腸内細菌　17
貼薬剤　53
挺出　112
ティッシュコンディショナー　74、116、119
ティッシュコンディショニング　73
デンチャープラーク　73、116
動水力学説　90
疼痛管理　50
糖尿病　108
透明象牙質　90
ドライマウス　82
貪食細胞　21

な

内側翼突筋　38
内毒素　49
二次的歯周病変を伴う歯内由来病変　58
二次的歯内病変を伴う歯周由来病変　58
ニトログリセリン　84
乳糖不耐症　24

は

バーチャルセットアップ　61、62、67
破骨細胞　20〜23、85
パラホルムアルデヒド　53
鼻呼吸　15
ヒスタチン　11
ビタミンＣ　16
封鎖剤　55、56
副甲状腺　20
フッ化物　12

プラークコントロール　14、24、86
ブラキシズム　43、45、86、97、98
プロスタグランジン　49
プロテアーゼ　10
プロリンリッチタンパク　12
ペリオ由来　101
変形性顎関節症　39、41
ホームリライナー　77、117
保湿ジェル　82
骨のリモデリング　18

ま

マイクロクラック　49
マウスピース　97
マクロファージ　21
味蕾　11
無歯顎　24、85
ムチン　10
メカニカルストレス　85
免疫抗体　11
免疫細胞　23、86

ら

ラクトフェリン　11
ラクトペルオキシダーゼ　11
ラバーダム防湿　51、54、55、107
リコピン　16
リゾチーム　11
リパーゼ　10
リハビリテーション　48
リマインダー　44
リン　12
リンガルボタン　67
レトロモラーパッド　118

わ

ワイヤー矯正　63、64、110
ワイヤーベンディング　63

［欧文索引］

erosive tooth wear　27
IgA　11
NCCL　19、27
Numerical Rating Scale　46
OHI　31、34、92
TCH　44、98
Tooth wear　26
WSD　26、27

引用文献

【PART1】

〈CHAPTER1〉

1. 厚生労働省. 鉄. e-ヘルスネット. https://www.e-healthnet.mhlw.go.jp/information/dictionary/food/ye-022.html（2025年3月24日アクセス）
2. 伊藤加代子, 井上誠. オーラルフレイルで注意したい薬剤のポイント. 臨床栄養. 2020；137（4）：583-6.
3. 農林水産省. カフェインの過剰摂取について. 2024年5月29日. http://www.maff.go.jp/j/syouan/seisaku/risk_analysis/priority/hazard_chem/caffeine.html（2025年3月24日アクセス）
4. 全国健康保険協会. 【たばこ】たばこは周りの人の健康にも影響をおよぼします. https://www.kyoukaikenpo.or.jp/g5/cat450/sb4501/p002/（2025年3月24日アクセス）
5. 槻木恵一. お口のなかの隠れたヒーロー！「唾液」のチカラ. nico. 2018；12（6）：10-23.
6. Yamamoto Y, et al. Effect of ingesting yogurt fermented with *Lactobacillus delbrueckii ssp. bulgaricus* OLL1073 R-1 on influenza virus-bound salivary IgA in elderly residents of nursing homes：a randomized controlled trial. Acta Odontol Scand. 2019 Oct；77(7)：517-24. PMID 31094267
7. Kitamoto S, et al. The Intermucosal Connection between the Mouth and Gut in Commensal Pathobiont-Driven Colitis. Cell. 2020 Jul 23；182(2)：447-62.e14. PMID 32758418

〈CHAPTER2〉

1. Asagiri M, Takayanagi H. The molecular understanding of osteoclast differentiation. Bone. 2007 Feb；40(2)：251-64. PMID 17098490
2. 塚崎雅之. 歯学生・歯科医療従事者のための骨免疫学. 東京：医歯薬出版, 2021：87.
3. 日本微量栄養素情報センター. カルシウム. https://lpi.oregonstate.edu/jp/mic/%E3%83%9F%E3%83%8D%E3%83%A9%E3%83%AB/%E3%82%AB%E3%83%AB%E3%82%B7%E3%82%A6%E3%83%A0（2025年3月24日アクセス）
4. JAXA. Q. 宇宙に長期滞在をすると骨や筋肉が弱くなると言われていますが、実感としてはいかがでしょうか？ https://www.jaxa.jp/article/special/expedition/wakata02_j.html（2025年3月24日アクセス）
5. Robling AG,et al. Mechanical stimulation of bone in vivo reduces osteocyte expression of Sost/sclerostin. J Biol Chem. 2008 Feb 29；283(9)：5866-75. PMID 18089564

〈CHAPTER3〉

1. 北迫勇一（著）, 岩切勝彦（共同執筆）. 知る・診る・対応する 酸蝕症. 東京：クインテッセンス出版, 2017.
2. Lee WC, Eakle WS. Possible role of tensile stress in the etiology of cervical erosive lesions of teeth. J Prosthet Dent. 1984 Sep；52(3)：374-80. PMID 6592336
3. 黒江敏史. もっと深掘り！NCCL 第3回 エナメル質と象牙質の力学的特性からアブフラクション仮説を再考する. the Quintessence. 2025；44(3)：126,7.
4. Grippo, JO. Abfractions：A new classification of hard tissue lesions of teeth. J Esthet Dent. 1991 Jan-Feb；3(1)：14-9. PMID 1873064
5. Fan J, Caton JG. Occlusal trauma and excessive occlusal forces: Narrative review, case definitions, and diagnostic considerations. J Periodontol. 2018 Jun；89 Suppl 1：S214-S222. PMID 29926937
6. Richard S, Manly RS. Factors influencing tests on the abrasion of dentin by brushing with dentifrice. J Dent Res 1944；23：59-72.
7. 黒江敏史（監著）, 青島徹児, 井上和, 築山鉄二（著）. なぜ起きる？どう対応する？非う蝕性歯頸部歯質欠損 NCCL. 東京：クインテッセンス出版, 2024.
8. Litonjua LA, et al. Wedged cervical lesions produced by toothbrushing. Am J Dent. 2004 Aug；17(4)：237-40. PMID 15478482

〈CHAPTER4〉

1. 塚原宏泰, 依田哲也, 坂本一郎, 森田伸, 三井妹美, 小野富朗, 榎本昭二. 日本人成人顎関節健常者における最大開口量についての統計学的検討. 日本口腔外科学会雑誌. 1998；44(2)：159-67.
2. 矢谷博文. 新たに改訂された日本顎関節学会による顎関節症の病態分類（2013年）と診断基準. 日本顎関節学会雑誌. 2015；27(2)：76-86.
3. Katzberg RW, et al. Anatomic disorders of the temporomandibular joint disc in asymptomatic subjects. J Oral Maxillofac Surg. 1996 Feb；54(2)：147-53. PMID 8604061
4. Ribeiro RF, et al. The prevalence of disc displacement in symptomatic and asymptomatic volunteers aged 6 to 25 years. J Orofac Pain. 1997 Winter；11(1)：37-47. PMID 10332309
5. Larheim TA, et al. Temporomandibular joint disk displacement：comparison in asymptomatic volunteers and patients. Radiology. 2001 Feb；218(2)：428-32. PMID 11161157
6. Afroz S, et al. Prevalence of Posterior Disc Displacement of the Temporomandibular Joint in Patients with Temporomandibular Disorders：Systematic Review and Meta-Analyses. J Oral Facial Pain Headache. 2018 Summer；32(3)：277-86. PMID 29697716
7. Bueno CH, et al. Gender differences in temporomandibular disorders in adult populational studies：A systematic review and meta-analysis. J Oral Rehabil. 2018 Sep；45(9)：720-9. PMID 29851110
8. Farzin M, et al. Comparison of temporomandibular disorders between menopausal and non-menopausal women. J Korean Assoc Oral Maxillofac Surg. 2018 Oct；44(5)：232-6. PMID 30402415
9. Kim SY, et al. Increased Risk of Temporomandibular Joint Disorder in Osteoporosis Patients：A Longitudinal Study. Front Endocrinol (Lausanne). 2022 Mar 31；13：835923. PMID 35432214

10. Jalal RA, et al. Correlation of clinical findings of temporomandibular joint with serological results in rheumatoid arthritis patients. Clin Exp Dent Res. 2022 Oct；8(5)：1270-6. PMID 35767468
11. Magnusson T, et al. Treatment received, treatment demand, and treatment need for temporomandibular disorders in 35-year-old subjects. Cranio. 2002 Jan；20(1)：11-7. PMID 11831338
12. Könönen M, et al. Does clicking in adolescence lead to painful temporomandibular joint locking? Lancet. 1996 Apr 20；347(9008)：1080-1. PMID 8602059
13. Kalaykova S, et al. Two-year natural course of anterior disc displacement with reduction. J Orofac Pain. 2010 Fall；24(4)：373-8. PMID 21197509
14. Yura S. Natural course of acute closed lock of the temporomandibular joint. Br J Oral Maxillofac Surg. 2012 Oct；50(7)：646-9. PMID 22118920
15. Kurita K, et al. Natural course of untreated symptomatic temporomandibular joint disc displacement without reduction. J Dent Res. 1998 Feb；77(2)：361-5. PMID 9465168
16. Manfredini D, et al. Temporomandibular disorders and dental occlusion. A systematic review of association studies：end of an era? J Oral Rehabil. 2017 Nov；44(11)：908-3. PMID 28600812
17. 日本顎関節学会初期治療ガイドライン作成委員会（編）. 顎関節症患者のための初期治療診療ガイドライン3. https://kokuhoken.net/jstmj/publication/file/guideline/clinicalGL_TMJ_patient_3.pdf（2025年3月24日アクセス）

〈CHAPTER5〉

1. Setzer FC, et al. Outcome of endodontic surgery：a meta-analysis of the literature--part 1：Comparison of traditional root-end surgery and endodontic microsurgery. J Endod. 2010 Nov；36(11)：1757-65. PMID 20951283
2. Kulild JC, Peters DD. Incidence and configuration of canal systems in the mesiobuccal root of maxillary first and second molars. J Endod. 1990 Jul；16(7)：311-7. PMID 2081944
3. Wolf TG, et al. 3-dimensional Analysis and Literature Review of the Root Canal Morphology and Physiological Foramen Geometry of 125 Mandibular Incisors by Means of Micro-Computed Tomography in a German Population. J Endod. 2020 Feb；46(2)：184-91. PMID 31889585
4. Leoni GB, et al. Micro-computed tomographic analysis of the root canal morphology of mandibular incisors. J Endod. 2014 May；40(5)：710-6. PMID 24767569
5. Baruwa AO, et al. The Influence of Missed Canals on the Prevalence of Periapical Lesions in Endodontically Treated Teeth：A Cross-sectional Study. J Endod. 2020 Jan；46(1)：34-9.e1. PMID 31733814
6. Schwarze T, et al. Identification of second canals in the mesiobuccal root of maxillary first and second molars using magnifying loupes or an operating microscope. Aust Endod J. 2002 Aug；28(2)：57-60. PMID 12360670
7. Concerning paraformaldehyde-containing endodontic filling materials and sealers. American Association of Endodontics - Position Statement. www.aae.org/guidelines/（2025年3月27日アクセス）
8. 伊藤創平. ビジュアル歯内療法学 生物学的コンセプトとテクニックのすべて. 東京：インターアクション, 2022.
9. Kakehashi S, et al. The effects of surgical exposures of dental pulps in germ-free and conventional laboratory rats. Oral Surg Oral Med Oral Pathol. 1965 Sep；20：340-9. PMID 14342926
10. Cruz EV,et al. A laboratory study of coronal microleakage using four temporary restorative materials. Int Endod J. 2002 Apr；35(4)：315-20. PMID 12059931
11. Simon JH, et al. The relationship of endodontic-periodontic lesions. J Periodontol. 1972 Apr；43(4)：202-8. PMID 4505605

〈CHAPTER6〉

1. Kesling HD. Coordinating the predetermined pattern and tooth positioner with conventional treatment. Am J Orthod Oral Surg. 1946 May；32：285-93. PMID 21027613
2. 日本矯正歯科学会. 矯正歯科治療が保険診療の適用になる場合とは. https://www.jos.gr.jp/facility（2025年3月24日アクセス）

〈CHAPTER7〉

1. 日本補綴歯科学会（編）. 歯科補綴学専門用語集 第6版. 東京：医歯薬出版, 2023.
2. 総務省統計局. 統計トピックスNo.142 統計からみた我が国の高齢者. https://www.stat.go.jp/data/topics/pdf/topics142.pdf（2025年3月24日アクセス）
3. 厚生労働省. 令和4年歯科疾患実態調査結果の概要. https://www.mhlw.go.jp/content/10804000/001112405.pdf（2025年3月24日アクセス）
4. 厚生労働省. 歯の喪失の実態. e-ヘルスネット. https://www.e-healthnet.mhlw.go.jp/information/teeth/h-04-001.html（2025年3月24日アクセス）
5. Felton D,et al；American College of Prosthodontists. Evidence-based guidelines for the care and maintenance of complete dentures：a publication of the American College of Prosthodontists. J Prosthodont. 2011 Feb；20 Suppl 1：S1-S12. PMID 21324026
6. 日本補綴歯科学会. 有床義歯補綴診療のガイドライン（2009改訂版）. https://www.hotetsu.com/s/doc/plate_denture_guideline.pdf（2025年3月27日アクセス）
7. 松田謙一, 熱田生, 金澤学, 松丸悠一（編）. 別冊「歯界展望」はじめての全部床義歯. 東京：医歯薬出版, 2019.

【PART2】

〈CHAPTER1〉

1. 槻木恵一. 唾液腺マッサージを唾液ケア的に科学する. 日本唾液ケア科学会誌. 2024；3（1）：1-7.

2. Hasegawa T, et al. Impact of salivary and pancreatic amylase gene copy numbers on diabetes, obesity, and functional profiles of microbiome in Northern Japanese population. Sci Rep. 2022 May 10；12（1）：7628. PMID 35538098

3. Yamaguchi M. Stress evaluation using a biomarker in saliva. Nihon Yakurigaku Zasshi. 2007 Feb；129（2）：80-4. PMID 17299231

〈CHAPTER2〉

1. Lamont RJ, et al. The oral microbiota：dynamic communities and host interactions. Nat Rev Microbiol. 2018 Dec；16（12）：745-59. PMID 30301974

2. Tsukasaki M. RANKL and osteoimmunology in periodontitis. J Bone Miner Metab. 2021 Jan；39（1）：82-90. PMID 33070252

3. ClinicalTrials.gov Identifier：NCT03366142

4. Li X, et al. Maladaptive innate immune training of myelopoiesis links inflammatory comorbidities. Cell. 2022 May 12；185（10）：1709-27.e18. PMID 35483374

5. 田口明. 歯科のパノラマX線写真を用いて早期に骨粗鬆症患者をスクリーニングする. 日本顎咬合学会誌 咬み合わせの科学. 2011；31（1-2）：122-5.

6. Zymperdikas VF, et al. Bisphosphonates as Supplement to Dental Treatment：A Network Meta-Analysis. J Dent Res. 2021 Apr；100（4）：341-51. PMID 33208008

7. Koh BI, et al. Adult skull bone marrow is an expanding and resilient haematopoietic reservoir. Nature. 2024 Dec；636（8041）：172-81. PMID 39537918

8. Sun J, et al. A vertebral skeletal stem cell lineage driving metastasis. Nature. 2023 Sep；621（7979）：602-9. PMID 37704733

9. Nakamura K, et al. The periosteum provides a stromal defence against cancer invasion into the bone. Nature. 2024 Oct；634（8033）：474-81. PMID 39169177

〈CHAPTER3〉

1. Canadian Advisory Board on Dentin Hypersensitivity. Consensus-based recommendations for the diagnosis and management of dentin hypersensitivity. J Can Dent Assoc. 2003 Apr；69（4）：221-6. PMID 12662460

2. Schmidlin PR, Sahrmann P. Current management of dentin hypersensitivity. Clin Oral Investig. 2013 Mar；17 Suppl 1（Suppl 1）：S55-9. PMID 23274415

3. 黒江敏史（監者, 青島徹児, 井上和, 築山鉄平（著）, なぜ起きる？どう対応する？非う蝕性歯頸部歯質欠損 NCCL. 東京：クインテッセンス出版, 2024.

4. Dejak B, et al. Finite element analysis of mechanism of cervical lesion formation in simulated molars during mastication and parafunction. J Prosthet Dent. 2005 Dec；94（6）：520-9. PMID 16316798

5. Aubry M, et al. Brief communication：Study of noncarious cervical tooth lesions in samples of prehistoric, historic, and modern populations from the South of France. Am J Phys Anthropol. 2003 May；121（1）：10-4. PMID 12687578

6. Silva AG, et al. The association between occlusal factors and noncarious cervical lesions：a systematic review. J Dent. 2013 Jan；41（1）：9-16. PMID 23142094

7. Miller WD. Experiments and observations on the wasting of tooth tissues variously designated as erosion, abrasion, chemical abrasion, denudation, etc. Dent Cosmos 1907；49（1）：1-23.

8. Manly RS, Shickner FA. Factors influencing tests on the abrasion of dentin by brushing with dentifrice. J Dent Res 1944；23：59-72.

9. Kitchin PC, Robinson HBG. The abrasiveness of dentifrices as measured on the cervical areas of extracted teeth. J Dent Res. 1948 Apr；27（2）：195-200. PMID 18914164

10. Litonjua LA, et al. Wedged cervical lesions produced by toothbrushing. Am J Dent. 2004 Aug；17（4）：237-40. PMID 15478482

11. Litonjua LA, et al. Effects of occlusal load on cervical lesions. J Oral Rehabil. 2004 Mar；31（3）：225-32. PMID 15025654

12. Dzakovich JJ, Oslak RR. In vitro reproduction of noncarious cervical lesions. J Prosthet Dent. 2008 Jul；100（1）：1-10. PMID 18589068

13. Sabrah AH, et al. 3D-Image analysis of the impact of toothpaste abrasivity on the progression of simulated non-carious cervical lesions. J Dent. 2018 Jun；73：14-18. PMID 29597039

14. Turssi CP, et al. Interplay between toothbrush stiffness and dentifrce abrasivity on the development of non-carious cervical lesions. Clin Oral Investig. 2019 Sep；23（9）：3551-6. PMID 30607621

15. Turssi CP, et al. Toothbrush bristle configuration and brushing load：Effect on the development of simulated non-carious cervical lesions. J Dent. 2019 Jul；86：75-80. PMID 31129277

16. Lippert F, et al. Interaction between toothpaste abrasivity and toothbrush filament stiffness on the development of erosive/abrasive lesions in vitro. Int Dent J. 2017 Dec；67（6）：344-50. PMID 28574173

17. Alzahrani L, et al. Impact of toothbrush head configuration and dentifrice abrasivity on non-carious cervical lesions in-vitro. J Dent. 2024 Jan；140：104798. PMID 38043721

18. Denucci GC, et al. Acidic/abrasive challenges on simulated non-carious cervical lesions development and morphology. Arch Oral Biol. 2025 Jan；169：106120. PMID 39467417

〈CHAPTER4〉

1. Baba K, et al. Association between masseter muscle activity levels recorded during sleep and signs and symptoms of temporomandibular disorders in healthy young adults. J Orofac Pain. 2005 Summer；19（3）：226-31. PMID 16106716

2. 平場勝成. ヒト外側翼突筋上頭・下頭の関節頭並びに関節円板の運動に対する機能的役割. 日本顎口腔機能学会雑誌. 2003；9（2）：141-51.

3. Weiler RM, et al. Prevalence of signs and symptoms of temporomandibular dysfunction in female adolescent athletes and non-athletes. Int J Pediatr Otorhinolaryngol. 2013 Apr；77（4）：519-24. PMID 23312530

4. Hirsch C, et al. Are temporomandibular disorder symptoms and diagnoses associated with pubertal development in adolescents? An epidemiological study. J Orofac Orthop. 2012 Jan；73（1）：6-8, 10-8. PMID 22234412

〈CHAPTER5〉

1. 伊藤創平. ビジュアル歯内療法学 生物学的コンセプトとテクニックのすべて. 東京：インターアクション, 2022.

2. Lin PY, et al. The effect of rubber dam usage on the survival rate of teeth receiving initial root canal treatment：a nationwide population-based study. J Endod. 2014 Nov；40（11）：1733-7. PMID 25175849

3. Goldfein J, et al. Rubber dam use during post placement influences the success of root canal-treated teeth. J Endod. 2013 Dec；39（12）：1481-4. PMID 24238433

4. Kakehashi S, et al. The effects of surgical exposures of dental pulps in germ-free and conventional laboratory rats. Oral Surg Oral Med Oral Pathol. 1965 Sep；20：340-9. PMID 14342926

5. Gupta A, et al. Diabetes mellitus and the healing of periapical lesions in root filled teeth：a systematic review and meta-analysis. Int Endod J. 2020 Nov；53（11）：1472-84. PMID 32654191

6. Arya S, et al. Healing of apical periodontitis after nonsurgical treatment in patients with type 2 diabetes. J Endod. 2017 Oct；43（10）：1623-27. PMID 28803674

〈CHAPTER6〉

1. Gu J, et al. Evaluation of Invisalign treatment effectiveness and efficiency compared with conventional fixed appliances using the peer assessment rating index. Am J Orthod Dentofacial Orthop. 2017 Feb；151（2）：259-66. PMID 28153154

2. Li Y, et al. Prevalence and severity of apical root resorption during orthodontic treatment with clear aligners and fixed appliances：a cone beam computed tomography study. Prog Orthod. 2020 Jan 6；21（1）：1. PMID 31903505

3. Butsabul P, et al. Root resorption in clear aligner treatment detected by CBCT：a systematic review and meta-analysis. Int Dent J. 2024 Dec；74（6）：1326-36. PMID 38692962

4. 後藤滋巳, 齋藤功, 西井康, 槇宏太郎, 森山啓司, 山城隆（編）. 歯科矯正学 第7版. 東京：医歯薬出版, 2024.

5. Rossini G, et al. Efficacy of clear aligners in controlling orthodontic tooth movement：a systematic review. Angle Orthod. 2015 Sep；85（5）：881-9. PMID 25412265

6. Simon M, et al. Treatment outcome and efficacy of an aligner technique--regarding incisor torque, premolar derotation and molar distalization. BMC Oral Health. 2014 Jun 11；14：68. PMID 24923279

7. Fiori A, et al. Predictability of crowding resolution in clear aligner treatment. Prog Orthod. 2022 Nov 28；23（1）：43. PMID 36437397

8. Cong A, et al. Presurgical orthodontic decompensation with clear aligners. Am J Orthod Dentofacial Orthop. 2022 Oct；162（4）：538-53. PMID 36182208

9. Kravitz ND, et al. How well does Invisalign work? A prospective clinical study evaluating the efficacy of tooth movement with Invisalign. Am J Orthod Dentofacial Orthop. 2009 Jan；135（1）：27-35. PMID 19121497

〈CHAPTER7〉

1. Atwood DA. Reduction of residual ridges：a major oral disease entity. J Prosthet Dent. 1971 Sep；26（3）：266-79. PMID 4934947

2. Tallgren A. The continuing reduction of the residual alveolar ridges in complete denture wearers：a mixed-longitudinal study covering 25 years. J Prosthet Dent. 1972 Feb；27（2）：120-32. PMID 4500507

3. 村田比呂司, 山田真緒, 岡﨑ひとみ. どう付き合う？義歯安定剤. the Quntessence. 2017；36（3）：42-59.

4. Felton D, et al；American College of Prosthodontists. Evidence-based guidelines for the care and maintenance of complete dentures：a publication of the American College of Prosthodontists. J Prosthodont. 2011 Feb；20 Suppl 1：S1-S12. PMID 21324026

5. 濱田泰三（編著）. ティッシュコンディショナー. 東京：デンタルダイヤモンド社, 2007：84-88.

6. 二川浩樹, 田地豪. 義歯洗浄剤 何を使ったら良いのでしょうか？日本補綴歯科学会誌. 2018；10（1）：40-5.

表紙イラスト　　　大橋明子、コージー・トマト、サタケシュンスケ、高村あゆみ、飛田 敏
ブックデザイン　　鮎川 廉（アユカワデザインアトリエ）
本文イラスト　　　大橋明子、コージー・トマト、サタケシュンスケ、霜田あゆ美、高村あゆみ、飛田 敏

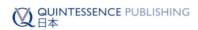

DHが意外と知らない知識をまとめてみた
７人のエキスパートが疑問に答える

2025年5月10日　第1版第1刷発行

編 著 者　井上 和

著　　者　槻木恵一／塚崎雅之／黒江敏史／西山　暁／
　　　　　伊藤創平／常盤　肇／松丸悠一

発 行 人　北峯康充

発 行 所　クインテッセンス出版株式会社
　　　　　東京都文京区本郷3丁目2番6号　〒113-0033
　　　　　クイントハウスビル　電話（03）5842-2270（代表）
　　　　　　　　　　　　　　　（03）5842-2272（営業部）
　　　　　　　　　　　　　　　（03）5842-2278（編集部）
　　　　　web page address　https://www.quint-j.co.jp

印刷・製本　サン美術印刷株式会社

Printed in Japan　　　　　　　　　　　　　　　禁無断転載・複写
ISBN978-4-7812-1125-1　C3047　　　　落丁本・乱丁本はお取り替えします
　　　　　　　　　　　　　　　　　　　定価は表紙に表示してあります